「十三五」国家重点图书

国医大师

郭诚杰学术经验集

主编 张卫华

副主编 陆健 刘娟 张豪斌

编委 殷克敬 安军明 牛晓梅
杨斌 张慧叶 种文强
曹雪 李昂 王梦静
张利 张静 陈蓉
郭新荣

人民卫生出版社

U0235670

图书在版编目（CIP）数据

国医大师郭诚杰学术经验集 / 张卫华主编 . —北京：
人民卫生出版社，2019

ISBN 978-7-117-28485-1

Ⅰ.①国… Ⅱ.①张… Ⅲ.①中医临床 - 经验 - 中国
- 现代 Ⅳ.①R249.7

中国版本图书馆 CIP 数据核字（2019）第 092167 号

| 人卫智网 | www.ipmph.com | 医学教育、学术、考试、健康，购书智慧智能综合服务平台 |
| 人卫官网 | www.pmph.com | 人卫官方资讯发布平台 |

国医大师郭诚杰学术经验集

主　　编：张卫华
出版发行：人民卫生出版社（中继线 010-59780011）
地　　址：北京市朝阳区潘家园南里 19 号
邮　　编：100021
E - mail：pmph @ pmph.com
购书热线：010-59787592　010-59787584　010-65264830
印　　刷：北京铭成印刷有限公司
经　　销：新华书店
开　　本：710×1000　1/16　印张：13
字　　数：181 千字
版　　次：2019 年 6 月第 1 版　2019 年 6 月第 1 版第 1 次印刷
标准书号：ISBN 978-7-117-28485-1
定　　价：48.00 元
打击盗版举报电话：010-59787491　E-mail：WQ @ pmph.com
（凡属印装质量问题请与本社市场营销中心联系退换）

赵　序

　　首先衷心祝贺《国医大师郭诚杰学术经验集》一书隆重出版,并衷心感谢以张卫华教授领衔的师门同仁的共同努力,得以将导师郭诚杰教授的临床经验完整系统地公之于世,奉献给杏林同道,受益于黎民百姓。

　　郭老从医近 70 年,在医、教、研方面硕果累累,对中医针灸事业的贡献闻名全国、享誉世界。早在 20 世纪 80 年代,就主持完成"针刺治疗乳腺增生临床及机理研究",获全国(部级)中医药重大科技成果乙级奖,2010 年被评选为联合国教科文组织人类非物质文化遗产——"中医针灸"代表性传承人之一,是名副其实的国医大师。

　　郭老博学笃行,勤于实践,中西汇通,法古创新,体贴患者,医德高尚,年近百岁,仍躬身临床,积累了丰富的临床经验,所涉及病种十分广泛,内、外、妇、儿、骨伤、杂病无所不涉,疗效卓著,总结积累的临床经验博大精深。步入老年后,又以身作则,辛勤探索研究养生保健,总结出大量切实可行、疗效突出的健身要术。不仅如此,郭老兴趣广泛,志趣高雅,爱好收藏、考古、书法、鉴赏等,思维敏捷,关心时事,可以称之为一部活的百科全书。

　　本书的出版,是对郭老临床各科经验,特别是围绕他的主攻研究方向——针灸治疗乳腺疾病的经验集大成性工作,值得庆幸的是,该书能得到郭老亲自审阅首肯,可谓切切实实的经验总结。

　　作为郭老的学生和弟子,自愧不能亲自参与郭老经验的总结工作,仅此几句絮语,以表对老师培养的感恩和师门所完成的功德之作的祝贺。

北京中医药大学　赵百孝

2018 年 12 月 1 日

王 序

郭诚杰教授是我的恩师，这本书是郭老的学术经验集，写序之事让我惶惶忐忑。唯一给我下笔勇气的是来自郭老曾潜移默化于我的那种精神力量。有一种精神一旦植入"血"脉，它将影响你的"学"脉。我不敢给郭老的学术精神和学术思想妄加定义，但我敢言，每当想起郭老的时候，便会增加一份我对中医针灸事业的热爱。这是教书育人的最高境界，也是郭老的治学气场。这气场源自于本书所述的"自省正身，以示后学"。

本书非常到位地提炼了郭老的主要学术主张。其中"疏、通、补、调"及"以肝为枢"的理论倡导，让我们更加深入地了解到，郭老在治疗乳腺疾病方面所取得的杰出成就。早在 1978 年，在乳腺增生病还没有统一认识的时候，郭老在针灸界的一次重要会议上，即公布了应用针刺治疗乳房良性肿块 30 例的临床观察。这份报告不仅开创了针刺治疗乳腺增生病的先河，也是最早使用客观指标来评价针灸疗效的示范性研究之一。40 年过去了，郭老的这一学术思想，创立的乳腺增生病中医辨证分型与针刺治疗方法，以及"调肝为先，辨治杂病"的思维脉络，在这本书中体现得淋漓尽致。

郭老"以肝为枢"的学术思想和"疏、通、补、调"的四法主张一脉相承。肝的经典作用，被抽象地表达为"主疏泄"，《说文解字》将"疏"解释为通，将"泄"解释为水。东汉高诱在《淮南子注》中也有"泄犹通也"的解释。"疏通水道"的理念是大禹治水的哲学遗产，它深深影响着中国人的世界观，特别是"经络观"。郭老的这些临证思路，其实质是对经络"以通为用"思想的实践注释，且含义更深，更富有实践性，不仅用于治病,也用于治人。人体的经络、气血、脏腑需要通畅;我们的思想、意志、精神也需要畅通。这既是郭老的治病主张,也是郭老的养生之道。

基于郭老的这些学术思想和主张,就不难理解一个90多岁的老人,为什么仍然精神矍铄、思维敏捷,可以坚持每周2次门诊,还能够在人生的舞台散发光芒,把执着的追求与谦和清心的个人意志结合得如此完美。每一位医学大师的成功,都在为我们分享着不同的精彩。我们研究国医大师的思想,传承其经验,就是要向大师学习,以丰富我们的心智。在此,我想以一个读者的角色,感谢张卫华教授为我们提供的这次很好的学习机会,感谢他在郭老传承工作方面所做的辛勤努力与贡献。

我怀着对郭老的感激之情写完这段文字。不妥之处只有留在今后去弥补。对我的恩师郭老,包括已故的程莘农院士,我都有个愿望,就是深入挖掘他们的学术思想,不仅惠己,而且惠人。古人说:"仁人者,仁己也。"这也是郭老常说的。最后,表达一句话:"学者常怡,仁者长寿。"

中国中医科学院　王宏才

2018 年 12 月 2 日

前　言

　　研究、总结名老中医学术思想，挖掘、传承名老中医临床经验，是历史赋予中医后辈的责任和义务，是振兴中医、充分发挥名老中医在我国医疗保健中的作用的重要途径。郭诚杰教授是第二批国医大师，全国著名针灸专家，联合国教科文组织人类非物质文化遗产——"中医针灸"代表性传承人之一。郭老悬壶济世近 70 年，勤学敬业，博采众长，乐于实践，善于思悟，长于总结，诊治特色鲜明，临床经验丰富。近十余年来，我们利用"全国名老中医药专家郭诚杰学术思想传承工作室""第二届国医大师郭诚杰传承工作室"和"国医大师郭诚杰学术思想与临床经验研究所"等平台，开展了对郭老学术思想和临床经验的研究、传承工作。本书正是我们阶段性研究成果的标志之一。

　　该书介绍了郭老的成才之路、治学方法、主要学术思想，临床治疗乳癖、周围性面神经麻痹、失眠、痹证、月经不调、单纯性乳头瘙痒等病症的经验，以及用药遣方体会，辑录了郭老临床取得较好疗效的乳房病、疑难杂病等典型医案，长寿养生保健方法以及传道授业、答疑解惑（师徒对话）等内容。该书的临床经验部分以病案为载体，力求在诊治疾病的过程中展现郭老的临床思维，揭示郭老的学术思想，同时，字里行间透露出郭老精益求精的医术、患者至上的高尚医德。

　　由于编者水平有限，疏漏之处在所难免，更有对郭老深刻学术思想和精湛医术未能彰显之虑，敬请同道谅解。

编　者

2018 年 8 月

目 录

第一章　成才之路

第一节　郭诚杰教授简介

郭诚杰，男，1921年12月出生，陕西富平县人。中共党员，大学学历，陕西中医学院（现陕西中医药大学）针灸学主任医师、教授，硕士研究生导师。1946—1949年跟随老中医贾汉卿学医，之后在富平庄里乡行医，1951—1953年，在中医进修学校学习，毕业后，于1953—1958年在富平县医院任中医针灸师，1958—1959年在陕西省中医学校中医师资班学习，毕业后留校担任针灸教学及临床工作。1980年加入中国共产党，并晋升为副教授，副主任医师。1987年晋升为教授、主任医师。

郭诚杰教授为中国针灸学会针灸临床分会第二届委员会顾问，第一批全国老中医药专家学术经验继承工作指导老师，第一批中医药传承博士后合作导师，享受国务院政府特殊津贴专家。1960年被授予"陕西省先进工作者"，1982年被评为"陕西省劳动模范"，2008年被陕西省人事厅、陕西省卫生厅、陕西省中医药管理局评为"陕西省名老中医"。2010年11月，郭诚杰教授作为人类非物质文化遗产代表作名录——"中医针灸"代表性传承人（四位）之一，申报世界非物质文化遗产获得成功。2010年12月，郭诚杰教授工作室在陕西中医学院附属医院建立。2014年10月30日，人力资源和社会保障部、国家卫生和计划生育委员会和国家中医药管理局在人民大会堂，授予郭诚杰教授等全国30位德高望重、医术精湛的名医大家第二届"国医大师"荣誉称号。

第二节 主要业绩与贡献

1. 坚持临床一线不间断,探究针药治病之真谛 郭诚杰教授始终坚持临床一线不间断,积累了诊断和治疗常见病,尤其是疑难病的丰富经验,遣方用药、辨证选穴,师古不泥,精心化裁,疗效显著。在针刺治疗乳癖(乳腺增生病)、中风后遗症、周围性面瘫、瘾症、失眠、痹证、月经不调等诸多疾病方面积累了极为丰富的临床经验,并形成了独特的理论和完整的诊疗方法。从 20 世纪 70 年代初开始,他深入城市街道、乡间农村、厂矿企事业单位,开展乳腺疾病的普查,坚持数十年,统计资料显示,乳腺增生病的发病率 1978 年为 8.4%,而 1999 年已上升为 27.8%。通过对万余例乳腺增生病患者的辨病和辨证,在国内率先将该病分为肝郁型、肝火型、气血两虚型和肝肾阴虚型四型选穴治疗,其近期治愈率从 40.4%,现已提高到 64.5%,总有效率从 80.4% 提高到 96.5%。借鉴张仲景调肝以治四脏病的思想,创立了"疏通调补"和辨病与辨证结合的学术思想,以及"疏肝和胃,滋肝肾,调冲任"的治疗原则和选配穴位治疗方案,疗效显著。不仅开拓了针刺治疗乳腺病的先河,更扩展了针灸治疗疾病的病种。来自全国各地的患者,特别是一些疑难的乳腺病患者经郭老治疗大多得以康复,故郭老被誉为"针灸治疗乳腺病的专家"。他在 95 岁的高龄下,仍然能够坚持每周 2 个半天的门诊,着实令人钦佩。

2. 科研有创新,累累硕果出 郭诚杰教授十分重视科学研究,先后发表学术论文 50 余篇,主编著作多部。他主持的"针刺与免疫学功能的研究"荣获陕西省 1978 年度科学技术成果一等奖;组织开展的文献研究——"我国对经络实质的研究"被陕西省卫生厅评为省医药卫生科学技术研究成果二等奖;主持的课题"针刺治疗乳腺增生临床及机理研究"分别获得国家中医药管理局 1987 年度全国(部级)中医药重大科技成果乙级奖、陕西省人民政府 1988 年省科技进步二等奖;发明的"乳腺增生治疗仪"获得国际科学与和平周医疗保健卫生用品科技成果展金奖;作为负责人完成的"针刺对小白鼠移植性乳腺癌抑制作用的研究"获陕西省中医管理局1993年度省中医药科技成果二等奖;主持开展的"(电)针刺治疗乳腺增生病的临床疗效与规范化方案及相关机理研究"于2015年1月获得中国针灸学会科学技术一等奖。主持开展的"乳乐冲剂的临床与实验研究"正在进行中,该制剂临床应用30余年,疗效甚佳,安全性高。

3. 教书又育人,桃李满天下　郭诚杰教授是陕西中医药大学针灸推拿学院的创始人和奠基者,是第一任系主任,从教以来,已指导培养针灸人才2000余名,培养硕士研究生共17届38名,其学生遍布全国各地,以及美国、加拿大、新西兰、马来西亚等国家。其中,有18名考取了博士,这些人均已成为我国国内知名学者、专家和学科带头人。郭老先后在全国近百所中医药机构讲学,亦曾受邀到日本弘扬国粹。

4. 医德高尚,医术精湛　郭诚杰教授医德高尚,医术精湛,淡泊名利,谦和儒雅,从事医、教、研近70年来,时时以患者为先,处处践行"大医精诚"。其"为医必铸仁心,方能施仁术;术精勤,方可除疾病;诊治勿视贫富,勿欲名利,勿鄙视他医;人命千金,勿妄为之"的座右铭,正是郭老医者仁心的写照。

5. 养生保健,心得颇多　郭诚杰教授十分重视治未病,对养生保健心得颇多。95岁高龄时,仍精神矍铄、思维敏捷,自创的从头到足全身养生保健操,以"合理运动,肠中常清,起居有节,怡情宁心"养生经验制作的科普节目,先后在中央电视台、北京卫视、陕西电视台、河南卫视等主流媒体科教频道多次播放。近几年,他根据颈椎病发病率逐年增高的现状,创制了一套"颈椎保健操",为群众免费教授,已有千余名患者受益,郭老以实际行动弘扬了"上工治未病"的思想。

第三节　成才之路

一、医事传记

（一）学医过程

1. 为母请医难，遂生学医念　郭老幼年时，母亲多病，医生较少，请医困难，由于担心医生被别人请走，常常天不亮就起床，步行三四十里请医生为母亲诊治，自此郭老萌生学医之念。机缘巧合，郭家对面有一药铺，坐堂医生别鉴堂在当地小有名声，郭老遂跟其学医，慢慢对中医产生浓厚兴趣，从此踏上了学医的征程。后又拜当地名医贾汉卿为师，学习中药、辨认药材、随师临证。贾汉卿先生对郭老要求非常严格，每天都要求郭老反复吟诵《药性赋》《汤头歌诀》《伤寒论》等医籍。郭老自知请医艰难，同时又对中医有着浓厚的兴趣，学习加倍努力，"鸡鸣而起，星高而息"，对涉猎的内、外、妇、儿各科，每有体会则点批记录，为以后的学习研究打下了坚实的基础。

2. 欲穷千里目，更上一层楼　新中国成立后，郭老加入医事会为当地群众服务，白天临证，夜晚攻读，阅读了大量医案，学习前人经验，久而久之，大悟独识，而后验之临床，日积月累，疗效日增。1951 年，前往咸阳中医进修学校进修半年余，后又考入陕西省中医进修学校，学习期间刻苦钻研解剖、生理、病理等西医课程，为后来的从医生涯奠定了坚实的基础。

1954 年，郭老开始在富平县医院从事针灸工作。由于工作的需要，郭老通读熟诵《黄帝内经》《针灸甲乙经》《针灸大成》等针灸典籍。他认为：病者，婴难也；医者，疗疾也。为医者既要有割股之心，又须医道精良，方能拯难救厄。在行医过程中他常想病人之想，急病人之急！不论昼夜，经常步行四五十里路出诊送医。其间，郭老采用中医治疗阑尾炎周围脓肿，取得骄人的成绩，印证了"中医不是慢郎中"。

3. 肩负育人责，勤奋铸大医　1958 年，富平县医院选派郭老到陕西省中医进修学校举办的中医师进修班学习，1959 年 5 月郭老毕业后留校（同年该学校更名为陕西中医学院）从事针灸教学工作。为培养合格中医人才，郭老呕心沥血，辛苦耕耘，每次授课前都认真备课，"黎明即起诵经典，挑灯夜读觅新知"。他常说要教人明知，首先自明，不能"以其昏昏，使人昭昭"。为提高自己的教学水平，郭老重新研读以前熟诵的经典著作，上溯《内经》《难经》《针灸甲乙经》《针灸大成》等，下及诸子百家。"思虑伤脾"，一年内郭老头发掉了许多，白了许多。然而郭老始终不忘自己肩负的教书育人重任，在体育锻炼调节自身健康的同时，仍不改孜孜不倦的教学态度。郭老在教学中注意教学方法，理论和临床案例相结合，深受学生欢迎。20 世纪八九十年代，郭老还为国家培养了一大批针灸研究生，如今他的学生多已成为国家、省、市针灸领域的领军人物，以及针灸学术界的骨干力量。

4. 独辟蹊径路，诊治乳癖病　20 世纪六七十年代，郭老被派往医院肿瘤科上班，一次值班期间，一名妇女前来就诊，经询问，患者诉乳房疼痛剧烈，且触摸有肿块，郭老尝试用针刺为其治疗，第二天复诊时患者疼痛明显减轻。郭老十分欣喜，遂为该患者再针刺了几次，患者乳房疼痛和肿块就消失了。自此，郭老便开始了针灸治疗乳腺病的研究。几十年间，郭老克服了重重困难，坚持走出学校，在工厂设点普查、送医上门，并定期对经治的患者进行随访，掌握针刺的近、远期疗效。采用钼靶拍片、热像图、液晶、病理检查等诊断方法，结合本病好发年龄与部位，以及疼痛特点、触诊方法，初步提出了乳腺增生病的诊断、疗效标准，通过病理检查验证所提出的标准是可靠的。郭老经常与基层医疗单位同志一起工作，亲自传帮带，对于普及针刺治疗乳腺增生病知识，科学防治乳腺病起到了积极的推动作用。

（二）学术成就

郭诚杰教授治学严谨、学验俱丰、医德高尚，从医以来治愈了很多疑难杂症，尤其擅长针灸治疗乳腺病，开创了据证选穴针刺治疗乳腺疾病的先河,扩大了针灸临床治疗范围。并在国内率先将乳腺增生病分为肝火、肝郁、肝肾阴虚、气血两虚四型,治愈率大幅提高。郭老曾主编全国高等医药院校教材《针灸医籍选》,主审全国高等医药院校统编教材《针法灸法学》《针灸治疗学》《针灸学》,并编著了《针灸学讲义》《针药并治乳房病》《乳腺增生病的针灸治疗》等著作,发表学术论文数十篇。郭老主持的课题亦曾多次荣获省部级奖项。

郭诚杰教授认为医生要有良好的医德,他不仅如此教诲后学,而且身体力行,经常免费诊治经济困难的患者,还亲自下乡送医送药。他经常耐心开导患者,细心讲解病因,反对过度医疗,以减轻患者的经济负担和思想压力,主张乳腺病手术治疗时应想方设法使患者乳房形态完美、健全,以免造成病人的终生痛苦和遗憾。郭老虽已年过九旬,仍坚持临床,治病救人,言传身教,诲人不倦,把自己多年来积累的宝贵临床经验和研究心得毫无保留地传授给学生,深受晚辈的爱戴。

二、对郭诚杰教授成才有影响的人与事

1. 1978 年庐山会议上,郭诚杰教授报道了应用针刺治疗乳房良性肿块——乳腺增生病的临床观察。由于属国内首次报道,尽管样本数不是很大(30 例),但较为具体,既有治疗后临床症状的改善,又有客观指标——肿块的变化,符合临床研究的基本思路,故引起了与会者的高度关注。原世界针灸联合会终身名誉主席王雪苔教授认为,该病的研究扩大了针灸治病病种,且该治疗方法止痛快,又可消除肿块,疗效较好,且简便易行,是研究的好病种,很有前途,是发展针灸的好路子,希望郭老对该病进行系统、全面的中西医结合研究。随后从研究思路和方法上给予郭老具体指导,在他的亲自关怀下,还给予了研究经费的支持。

2. 20 世纪 70 年代末、80 年代初,正是郭诚杰教授开展乳腺增生病研究的初期阶段,受治疗场地、辅助检查设备、研究人员的调配,以及当时人们对中医人员开展科研认识与态度的偏差等方面的制约,郭老的研究进展很慢。时任陕西中医学院党委书记兼院长的董巩,高度重视,召

开专门会议,研究解决郭老团队遇到的种种困难,会后亲自过问,落实经费。这些均给郭诚杰教授以极大的鼓励。同时,董院长还给陕西省卫生厅、教育厅做工作,希望重视该研究,寻求经费支持。在董院长和郭老的共同努力下,上级对该项目提供了数十万元的仪器设备和研究经费,使该研究得以顺利开展。由此,郭诚杰教授认为,领导的关怀与支持对科研人员开展研究工作是非常重要的。

3. 郭诚杰教授是位中医医师,西医知识相对薄弱,在乳腺增生病的诊断和疗效判定上必须依据西医的有关指标,在机制研究中,涉及西医的病因病理、免疫、内分泌等学科知识。郭老除自学这些知识外,也虚心求教我校病理学教授郭庭信、免疫学教授马振亚、超声波专家赵和熙、兽医内分泌专家西北农林科技大学的王建展教授。这些相关学科的专家为郭老诊疗乳腺病,应用现代科学知识与技术进行研究,并形成自己的学术思想起到了奠基作用。

三、成才体会

对于自己在学术上的造诣和事业上的成功,郭诚杰教授体会较深的有以下几点:

(一)只有博览群书,才能宽广见识

郭诚杰教授认为临床辨治,既要遵循一般规律,又要突出个性特征,诊治才可灵活自如,收到佳效。要达到这一目标,就必须孜孜不倦,攻读先贤论著,广涉各家医书。上至《素问》《灵枢经》《伤寒论》《金匮要略》《针灸甲乙经》《千金要方》《针灸大成》等古代医籍,下至现代期刊、针灸著作,尤其是针灸临床经验选编精华,各种针灸中医杂志,对于精辟观点、重要段句,还应熟记背诵。

(二)理论学习很是重要,临床实践更应重视

理论学习对一个从医者的成才是重要的,但临床实践更是必不可少,二者相辅相成。20世纪60年代末,郭诚杰教授基于针刺止痛显著疗

效的临床实际,试用针刺治疗乳房疼痛之乳腺增生病,结果针刺不仅有止痛效果,还具有较好的散结消块作用,后经观察研究、总结提高,取得了满意的临床疗效,且从免疫、内分泌等方面进行了有关作用机制的探讨,其研究当时居国内领先水平。在治疗周围性面瘫的临床实践中,特别注重观察病人病情与治疗方法之间的关系,如早期针刺刺激量不宜过大、不可应用电针治疗,否则将加重病情,延长病程,还可留有一定的后遗症;加用艾灸,局部热敷、按摩和注意保暖,均可促进其恢复。这些经验体会均源于临床实践。

(三)勤于思悟,方能提高

郭诚杰教授认为,人的成长是一个学、思、悟的过程。在学习、实践的经历中勤于思考,才能从中悟出道理,再将其用于实践,从而得到提高。如在针刺治疗乳腺增生病穴位的选择上,最初只是对症选取,即选择具有止痛作用的合谷、乳房局部的屋翳、膻中,虽对乳房疼痛有效,但应用后乳房肿块消散不佳。后经审视所有临床表现,反复分析、思考,探究其病因,本病主由肝郁气滞致使乳络气血不畅,不通则痛,不通日久,气血郁结,或夹痰、夹瘀而形成肿块,其病理关键为肝郁气滞,治疗上应以疏肝解郁为主法,再辨证选加相关穴位,故在原基本方上加用疏肝之肝俞、肩井,和古人治乳疾之经验效穴天宗,又将其按针刺操作方便与否,分为胸、背两组,后来称之为甲、乙两组,一天一组,两组交替使用。经临床验证,这两组穴位针刺后,不仅止痛快,且有较好的消散乳块作用。这是学、思、悟的典型例子。

(四)确定目标,持之以恒

人的天性是遇折易停,遇阻易退。这一天性,也是一个人成功的最大障碍。郭老认为,一个人要想成功,需要努力和毅力,为了目标而奋斗。这一点,郭老体会得最为深刻,就像他对自己评价的那样:天资并非智力超人,唯独过人者,是确定适合自己的目标后,比别人花更多的时间和精力,坚持不懈地努力,目标就一定会实现。郭老对学习抓得很紧,乳腺增生病的病因、病理、临床表现、辅助检查、诊断等知识,均是他坚持学习,向人求教而来的。即使年过九旬,他依然坚持每天看书,阅读《中国中医药报》《健康报》等报刊杂志,对国家中医政策、科研方向等信息了解、掌握得很多。他坚持每天晨练半小时到1个小时,几十年来从未间断,故身体健康,反应灵敏,手足便利。郭诚杰教授最大的特点之一是一生保持平和的心态,遇事不亢不卑,沉稳对待,冷静、妥善处理,这些均得益于他持之以恒的毅力。

(五)经验教训

1. 临床病例观察和实验研究,尽可能设计得合理、全面,过程记录仔细、认真,数据可靠,并妥善保管有关资料,以便查询、研究与总结。

2. 不管是在临床上,还是在科研、学术上,遇到任何问题,均应直接面对,不要逃避,及时寻找、发现原因,研究解决。这样,可使问题得到正确、及时处理,不留或少留遗憾。

四、自省正身,以示后学

对于自己在学术上的造诣和事业上的成功,郭诚杰教授有较深的体会。他认为,作为一个针灸工作者,首先必须树立良好的医德,才能真正做到为患者服务。如果不能一心为患者着想,品行不端,就不可能达到治病救人的目的。

要在学习上狠下工夫,系统掌握针灸基础理论、基本知识和基本技能。学习基本理论要挑选合适的教材,并参阅《黄帝内经素问白话解》《灵枢经白话解》《难经白话解》等,由浅入深,循序渐进。做到重点熟读,融会贯通。学习经络、腧穴知识时,要对原文系统阅读,深入理解,不要浅尝辄止,望文生义。要熟记每一条经脉的循行路线与主证,还要了解近现代有关经络研究的动态。要熟练掌握腧穴的定位、主治,了解历代各类刺灸法知识,能熟练运用刺灸技能,取穴准确,手法娴熟,方能达到得气及时、疗效显著的目的。

第四节 养生之道

郭诚杰教授不但医术精湛,对于养生保健也颇有心得。谈及养生之道,郭诚杰教授将其总结为运动养生、饮食调理、起居情志调摄三个主要方面。

一、运动养生

我国养生经历了先秦、汉唐、宋元、明清时期的几千年发展,形成了许多学说与流派。郭诚杰教授尤推崇动形养生学派。该学派以吕不韦和华佗为代表,主张以运动形体来保养生命。生命在于运动,中医经典《黄帝内经》之《素问·六微旨大论》云:"气之升降,天地之更用也……出入废则神机化灭,升降息则气立孤危。"人之气血,贵在升降出入有常,运行不息。故善养生者,必调和气血,科学合理的运动,是调和气血运行的最便易、最有效的方法。中医传统运动养生内容丰富,郭诚杰教授根据中医理论,结合陕西关中平原地域特点和个人爱好,总结出独特的如下运动养生方法。

1. 手指掌保健法 晨起洗漱后,即到空气新鲜的草木旁,分别用手掌揉搓对侧上肢的手背及前臂外侧下 1/3 至有微热感,一般揉搓约 10~20 分钟。此法可以疏通畅达手三阳经脉的气血,活动和濡养手指各指间关节、腕关节以及肘关节。

2. 头部保健法

(1)头部梳理法:上节活动结束后,即可用微弯曲的十指指腹贴着头皮,从前向后做按压梳理动作 30 次,至头部有微热感。这一方法,可促进头部经脉的气血运行,使头发得到充足的营养,从而达到延缓大脑衰老,强智增慧,延缓记忆力减退,减少脱发、白发的目的。

(2)手掌搓面法:双手掌心相对相互揉搓至发热,用掌心在面颊、前额及下颌由里向外做环形轻柔按摩 20 次,这样可疏通面部手足阳明经、少阳经和太阳经经气。

3. 五官保健法 眼、耳、口、鼻、舌五官,是人体接受外部世界信息的重要器官,也是人体与自然界信息交换的重要窗口。同时,通过经脉的循行,将五官和内在脏腑紧密联系在一起,因此有"肝开窍于目""心开窍于舌""脾开窍于口""肺开窍于鼻""肾开窍于耳"之说。从中医整体观看,五官的保健对五脏六腑也有十分积极的意义。以下是郭诚杰教授五官保健的独特方法。

(1)眼的保健法:目主视,五脏精气皆上注于目。具体的保健方法是:双目有选择地望远山、树木、田野草原等远眺 3 分钟后,再看手掌 1~2 分钟,这样交替看远看近做 2~3 次;接着做双眼球的各个方向的转动,如向左或向右有节律地各转动 30 次。以上都属于运目法。后按双眼轮刮眼眶(太阳、攒竹、鱼腰、丝竹空、瞳子髎、承泣等穴)。具体方法是:双手拇指分别按太阳穴,其余四指半握拳状,用食指第二指节轮刮眼眶,手法轻重适度,以舒适为宜,每次约 20 次。轮刮眼眶后可再对睛明(鼻根)、四白等穴位进行按压,各穴位按揉 15 圈后换按揉方向再做 15 圈。这一方法可畅通眼部经脉如足太阳膀胱经和足少阳胆经注目的经气,加强对双眼气血的注入,使双目得以濡养,从而减轻了眼睛的疲劳,延缓了眼目昏花的出现。用现代医学来解释,上述的眼部保健运动主要是通过对眼睛周围有节奏的主动或被动运动,使疲劳的眼肌得到放松,并且通过按摩,促进眼部血液循环,改善视神经的营养状况,提高视觉系统的功能。

(2)鼻的保健法:"肺开窍于鼻"。鼻是呼吸道的门户,鼻窍的通畅与否直接关系着"肺主气、司呼吸"的功能。鼻既是人体进行新陈代谢的重要器官之一,更是防止致病微生物、灰尘、脏物等侵入的第一道防线。因此,鼻的保健十分重要。具体步骤是在做完眼的保健法后,进行鼻翼的搓动。用双手的食指、中指指腹在鼻翼旁上下搓动 12 次,感到鼻翼旁发热,然后用右手捏紧鼻翼,用力憋气 30 秒,感到耳内有胀感,闭气后做深呼吸,每 3 个为一组,共做 3 组。此法可开通鼻窍,促进肺的呼吸功能。另还可用手指刮鼻梁,从上向下 10 次;分别用两手手指摩擦鼻尖各 12 次。本法可增强局部气血流通,使鼻部皮肤津润光泽、润肺、预防感冒。

（3）耳的保健法：耳为肾之窍，通于脑，是人体的听觉器官。因为"耳通天气"，是人体接受外界音响刺激的重要途径，故外界环境因素对耳的影响很大。现代社会导致听力下降的原因越来越多，如噪音污染、环境污染、药物中毒以及不卫生的用耳习惯等，因此要加强耳的预防保健。耳的保健主要以被动运动和按摩为主，以促进耳部的经络气血的循行，提高耳的功能。先做提拉耳动作，即用双手拇指和食指分别拿捏提拉双耳耳尖及耳垂各 20 次，使耳发热为佳。接着进行耳轮的按摩，方法是从上向下，揉捏耳轮 20 次至发热。第三，进行耳根按摩，方法是用手的中指和食指分别于耳根的前后从上向下按摩 20 次。最后，做"鸣天鼓"法。"鸣天鼓"是我国流传已久的一种自我按摩保健方法，该法最早见于邱处机的《颐身集》。具体方法是：以两手掌捂住两耳孔，五指置于脑后，用两手中间的三指轻轻叩击后脑部 24 次，然后两手掌连续开合 10 次。

（4）口唇及舌的保健：唇舌也是五官，在内脏分别对应脾与心。口唇和舌的功能与言语和进食有关，因此口唇与舌的保健有利于改善消化和言语功能。具体应用的方法：交替做努嘴、呷嘴、咧嘴等动作各 10 次，然后做舌在口腔中的正反方向转动各 15 次，再做舌的伸缩各 15 次。这样有利于口齿伶俐和提高食欲。

（5）牙齿的保健法：中医认为，肾主骨，生髓，齿乃骨之余。又齿为户门，因此牙齿的状况与人体先天之本肾和后天之本脾胃都有着密切联系，是人健康的重要标志之一。牙齿的保健在每天早晨刷牙后进行，即上下牙有节奏地叩咬 36 次，略闻其响声，这样可以起到强固牙齿的作用。另外，坚持早晚和饭后刷牙保持口腔的卫生也是牙齿保健的基本方法。

4. 颈部保健法　颈部是连接人体头部与躯干的部分，由于职业（如长期伏案者）及年龄的因素，颈椎病是现代社会中十分常见的疾病，并且随着电脑的普及，有年轻化的趋势。颈椎病不仅会有颈部的僵硬不适，还可出现头痛、头晕、四肢无力等不适症状，因此积极进行颈部保健，预防颈椎病的发生十分重要。

颈部的锻炼应慎重,开始活动时要避免快速旋转或摇摆,速度要慢、要稳,幅度从小到大,逐步适应。首先在开始颈部主动运动之前先进行颈部的按摩,搓热双手后即从上向下摩搓颈项部 15 次,然后点按风池、大椎穴各 30 次。接下来进行颈部的主动运动。颈部的屈伸运动,缓慢匀速地交替点头、后仰为一组,共做 10 组。做完后做左右的侧屈各 10 次。接下来进行颈部旋转,向左和向右旋转各 10 次。在以上运动中,若出现眩晕或四肢无力等,应即刻停止。最后进行争力动作,其要点是:双手十指交叉置于项后,将颈部用力向前推,颈项则与手力方向相反,用力向后挺直,然后放松,稍停片刻,再重复做,可做 5 次左右。以上方法能促进颈部局部的血液循环,缓解肌肉的痉挛,从而维持正常的颈部生理弯曲与功能。

5. 肩部保健法　肩关节是人体重要的大关节之一,有六个活动维度,活动范围较大,也是上肢主要的负重关节,因此也是临床上较易受损伤的部位。最常见的有肩周炎,即俗称的"五十肩""漏肩风"等,主要表现为肩部疼痛、活动受限,甚至无力等,有的病情迁延,严重影响患者生活质量。为了防止肩部慢性疾病发生,可做肩部保健。首先是叩肩法:叩击时五指并拢,掌指关节微屈,呈杯形,用左手叩击右侧肩背部及上臂外上部 30 次。第二步是双上肢胸前交叉点按肩井穴 1~2 分钟,然后再拿捏 5 次。第三步是肩部的主动活动,包括肩关节的屈伸、外展及肩部划圈运动,各做 30 次。完成以上步骤后再重复叩肩以放松。全套的肩部保健法可以很好地缓解肩部的疲劳。

6. 腰背保健法　根据阴阳理论,中医认为人体背为阳,腹为阴。背部是阳经所过之处,阳气是人体生命的根本,故《素问·生气通天论》云:"阳气者,若天与日,失其所,则折寿而不彰。"背部分布着足阳明膀胱经、督脉和华佗夹脊穴,背部除阳经所过,还可通过经别的离合出入,接纳转输各经经气,与脏腑相连,调节脏腑功能和气机,因此,背部的保健,不仅是局部的作用,更可以调节全身脏腑的气机,达到祛病强身的目的。从现代医学来看,背部分布着丰富的脊神经,支配着背部皮肤及内脏的生理活动。背部的运动、按摩保健可提高人体的免疫力,调节血压,增强内脏的活动能力,促进饮食物的消化等,有益于防病治病。

腰椎是承载人体重量的支柱,也是人体运动的枢纽。中医认为"腰为肾之府",而肾为先天之本,肾主藏精,主生殖,因此,护腰不仅是为了保障人体的运动功能,也是维护和强壮人体正气。具体的腰背部保健方法如下:

(1)背部的被动运动:方法是背部距树干约30cm,然后向后碰撞树干30~60次,着力点由左向右依次而行,力量由小逐渐增大。

(2)背部肌群锻炼:扩胸挺身动作,挺身后维持3~6秒,然后放松1秒,再重复动作,共15次。可有效预防背部疼痛的作用。

(3)腰部保健:腰部保健包括腰部的按摩揉搓和腰部运动两个方面,具体为:

1)腰部的按摩揉搓:双手搓热后在腰部由上向下着力按揉至骶尾部30次,以发热为佳。经常按摩腰部有强腰壮肾之功,还可消除腰痛。

2)腰部运动:包括转胯运腰、俯仰健腰和旋腰转脊。

转胯运腰法:其动作要点是取站立姿势,双手叉腰,拇指在前其余四指在后,中指按在肾俞穴上,吸气时,胳膊由左向右摇动,呼气时,由右向左摆动,一呼一吸为一次,可连续做30次。

俯仰健腰法:姿势仍取站立位,吸气时,两手从体前上举,手心向下,一直举到头上方,手指尖朝上,呼气时,弯腰两手触地或脚。如此连续做15次。

旋腰转脊法:姿势为站立位,两手上举至头两侧与肩同宽,拇指尖与眉同高,手心相对,吸气时,上体由左向右扭转,头也随着向右后方扭动,呼气时,由右向左扭动,一呼一吸为一次,可连续做15次。腰部主动运动时动作要徐缓,循序渐进,才可达到较满意效果。

7. 腹部保健法　腹部内重要的脏腑有肝脾、胃肠等。脾胃为后天之本,气血生化之源,是人体营养供给的物质源泉。脾胃等腹部脏腑的受纳、腐熟和转输等功能,均以气机为核心,故腹部保健以调畅气机为要务。郭诚杰教授所总结的方法也以理气为先。具体实施步骤和方法是:继腰部保健法后,开步直立,双足同肩宽,双手重叠置于腹部,绕脐用力按腹并做顺时针方向推动按揉 30 圈。注意速度不必太快，且保持匀速用力。该法可加强胃肠蠕动和通便。接下来是捧肠：双手十指交叉置于下腹部耻骨联合上，用力向上承托腹部 30 次，本法可增强肠的蠕动和防止老年人中气下陷而出现疝气等。郭诚杰教授还提出击肠法：双手半握空拳，在下腹部轻叩击 30 次以激荡肠道，也可促进肠蠕动。

最后，对于预防老年人常见的遗尿、脱肛等，除应用补中益气汤等药物升提中气外，局部功法也很有效，这就是提肛保健法。于上面所有保健法之后，在直立位下，开步同肩宽，做缩肛提肛动作，每次保持 3 秒，然后放松 2 秒，如此反复 30 次。注意在做此动作时，仅收缩肛门局部肌肉，禁止收缩下腹部的肌肉。

8. 四肢锻炼　头颈、躯干部保健法完成后，最后再进行简单的上下肢活动，如关节的屈伸、旋转活动等，由慢渐快，舒利关节筋骨，畅通四肢经脉气血，从而保证全身的协调运动功能。

以上全套活动完成约需 30 分钟，由上而下，并循经络而行，能疏通经络气血，调节脏腑功能，简单易行。唯以坚持为要，定能获体健神清之益。

二、饮食调理

"民以食为天"，饮食是人维持生命、生存的最基本活动和生活内容。通过摄食各种食物，人们获得营养和能量供人体生长发育及日常活动所消耗。早在《黄帝内经》时代，古人就开始注重饮食养生，提出"饮食有节"的养生观点。随着生活水平的提高，人们越来越重视饮食调理对养生的重要作用。郭诚杰教授也特别注意饮食的合理调养。他认为"脾为后天之本"，所食所饮必须考虑到脾胃的受纳和运化能力，尽量减轻脾胃的负担。结合从小在关中平原长大而素喜面食的特点，郭诚杰教授提出了"肠中常清"的饮食调养观点。所谓肠中常清是指饮食简单、清淡，并少量多餐。既不食辛辣之品，也从不饮酒，同时，保证早吃好，午吃饱，晚吃少的规律，特别是每餐只吃八分饱，以求"肠中常清"。另一方面，郭诚杰教授喜清淡饮食，多素食，粗细粮搭配，少油荤及性味厚重的佐料。"少盐多醋、少荤多素"是他的佐餐原则。他餐桌常备的中意美食是醋拌红、白萝卜丝,清爽、开胃,烹饪简单。这些多年来持之以恒的饮食习惯也许就是郭诚杰教授年过八旬但消化吸收仍好,并少见大多数老年人常有的腹泻、便秘之症的原因吧。

三、起居有时

《素问·上古天真论》指出:"上古之人,食饮有节,起居有常,不妄作劳,故能形与神俱,而尽终其天年,度百岁乃去。"除了合理的运动和膳食,安排好每天的生活起居活动对维持人体的健康状态也至关重要。"运动是时尚,饮食是品质。"运动和饮食文化是这个时代人们最时尚的追求之一,所以人们乐于接受。而每天的平淡、重复的生活方式,人们或因习惯的惯性而行,或因繁重的生计所迫必行,很少在意这些久而久之的生活方式是否损害了我们的健康。事实上,最新的调查结果显示,人类目前相当多的疾病或亚健康状况是因不正确的生活方式引起的。所以,郭诚杰教授养生特别注意调节起居,尤其是在他退休以后,仍然坚持有规律的生活。有规律的生活、充足的睡眠是健康的秘诀之一。郭诚杰教授在春夏日 6 点起床晨练,秋冬季则推迟到 7 点。一年四季他还坚持半小时至一小时的午休。晚上 10 点上床,从不熬夜。这样的生活保证了他充沛的体力和精力,所以退休后仍坚持门诊诊治患者。

四、养性调心

我国养生学提出"养生莫若养性",是我国养生之道的核心内容。所谓"养性",主要是指道德修养和生活情操陶冶。郭诚杰教授也深谙此理。不被世事所恼,用平静的心去看世界,抛去了对世俗名利的追求,心中自然开阔豁达。用平淡之心处理平常之事,不以物喜,不以己悲,所以享受恬淡虚无的幸福晚年生活。另外,郭诚杰教授在他退休以后,除了出诊看病,闲暇时候还热心于书法绘画以及收藏。这些活动使他的晚年生活丰富多彩。郭诚杰教授是个很有品味的人。走进他的家,首先映入你眼帘的是随处可见的墨宝。收藏也是郭诚杰教授的一大兴趣,满屋的奇石、瓷器等,收藏就像他本人一样透着质朴和灵性。这些大多是他自制或旅游时从各地淘来的,每件瓷器或小石头后,都藏着郭诚杰教授有趣的经历和故事。他说:广泛的兴趣可促使老年人脑细胞始终处于活跃状态,延缓大脑的衰老。同时也可开阔心胸,陶冶情操。他还说,他要让自己的夕阳红得多姿多彩。这也许正是年近古稀的郭诚杰教授依然乐观、生机勃勃的原因吧!

郭诚杰教授通过自己多年来的实践,验证并不断丰富和充实着中医养生学的内容,用实际行动证明中医理论对人类健康的贡献。用四句话总结他的长寿秘诀:合理运动,肠中常清,起居有时,怡情宁心。希望对我们的健康人生有所启迪。

第二章 学术思想

第一节 治学体会

　　郭诚杰教授行医 70 余载,一直致力于中医针灸临床、科研和教学工作,他既重视中医经典传统,又师古而不泥古,敢于创新。他认为掌握古典精髓,古为今用,了解现代医学知识为传统中医服务。此外,他非常重视学习和收集众家之所长,不管是有名的医学大家,还是基层乡村医生,凡是临床应用有效之法,均揽入怀中,充实自己。因此,临床上对于诸多疑难杂症,郭老思路广、方法多、疗效好,处处体现出他丰富的临床经验,特别是在乳腺病的辨证治疗中,堪称独树一帜。郭老的治学态度严谨,认真负责,科研中一丝不苟,悉心体察,实事求是,严密观察,抓第一手资料,分析综合,总结改进,在中医针灸专业造诣颇深,在国内享有极高的声誉。

一、治学方法

(一)深研经典,熟读背诵

　　中医、针灸源远流长,具有完整、独特的理论体系和防治疾病的丰富经验,所载文献资料浩如烟海。郭老在多年习医执业中,非常重视经典著作的学习。认为业医难,精医更难,难在两端:一为人生短暂,精力有限,而学海无涯,医籍汗牛充栋,要想学通、究精,难;二是要用有限的知识与技能应对千差万别、变化多端的临床疾病,难。若欲所成,主张必先学理论,再习药方针法。上至《素问》《灵枢》,中及《难经》《伤寒论》，再有《针灸甲乙经》《千金方》《明堂孔穴》《针灸大成》等经典医籍，均应详研精读，重要段句条文还应熟背。常以《医宗金鉴·凡例》"医者书不熟则理不明，理不明则实不清，临证游移，漫无定见，药证不合，难以奏效"为训诫，勤习常诵，故《灵枢·经脉》《灵枢·九针十二原》《灵枢·小针解》《难经》（节选）《标幽赋》《百症赋》《玉龙歌》《金针赋》等诸多内容，郭老现在仍是熟背如流。他对"记思"的认识是：对重要著作必先熟读，继之精思，记忆和思维紧密相连，记忆是思维的基础，思维又能提高记忆效果，读中求记，思是求明，不可偏废。

郭老对历代的代表性医著善于溯流探源，博众家之长为己所用。探源始自经典，依时间顺序为线，究其发展脉络。如读《黄帝内经》知医理之源；习《难经》知奇经八脉、脏腑经脉原气、八会穴；研《伤寒杂病论》以求辨证论治、针药结合之法；究《针灸甲乙经》，确立经穴、交会穴与刺灸方法；从《千金要方》明阿是穴的临床应用；自《外台秘要》知灸法防治诸多疾病之作用；从《疡科心得集》"乳中结核，形如丸卵……其核随喜怒消长，多由思虑伤脾，恼怒伤肝，郁结而成"之载，结合乳癖流行病学、发病特点与规律，总结出该病以肝郁气滞为病机关键，治疗当以疏肝解郁为法，进而筛选出甲、乙两组主穴及辨证配穴方案，临床疗效颇佳，取得了较好的社会效益和经济效益。

（二）持之以恒，勤能补拙

郭老认为医学至精至深，属大道之术，并非短时可成、可精，自己也不是天生聪敏过人，可用"勤""苦""恒"三字概括其治学之道。几十年来，郭老坚持每天看医书、读医（学）刊、阅医报（《健康报》《中国中医药报》等），从不间断，尤其在开展乳腺增生病临床研究的初期，坚持每晚看书学习至深夜，不懂随即请教他人，这些为他运用中西医结合方法在国内首创针刺选穴治疗乳腺增生病的学术思想奠定了坚实的基础，正如他自己所说："学习是件苦差事，当以此习以为常时便不觉其苦，当领悟其道理后反觉乐趣无穷。"

（三）博学笃行，重视实践

"笃行"就是多临床实践。郭老信奉"熟读《甲乙经》，更要多临证"之道。针刺治疗乳腺增生病的选择、穴位的确定，都是大量临床实践及其总结的结果。在附属医院门诊与病房，咸阳数家纺织厂、电子设备厂、陕西关中许多县市的农村，均有郭老从事乳腺增生专病实践的印迹。即使在担任行政管理工作期间，事务非常繁忙之时仍然坚持临床不间断，有时去外地开会，为了次日的临床，不顾休息连夜赶回。郭老针灸临床诊治病种十分广泛，内、外、妇、儿、骨伤、杂病无所不涉，多收良效，乃是博学、笃行之果。他深知业医者应在精专上下功夫，才能创新、发展针灸。他精专于针刺治疗乳腺增生病，并取得显著成绩的事实就是"博学笃行，业精于专"的极好说明。

（四）中西汇通，法古创新

郭老是一位学识渊博的学者，他认为中医要发展，受多学科的影响，故业医者必须心存广博之知识，除精通中医外，还应熟悉掌握现代医学、哲学、史学、文学、地理等方面知识，才能在学术上有所发展和创新。认为中医临床以整体观念、辨证论治为特点，以证型为核心，确定相应的治法，遣方用药选穴，而西医的诊断技术，可补中医四诊之不足，临床应重视西医辨病与中医辨证的有机结合，乳腺炎、男性乳房发育症、乳房结核、乳痛症、周围性和中枢性面瘫等病的诊治均是如此。尤其是乳腺增生病，乳房肿块是其重要特征，其性质虽属良性，但部分可癌变，临床应先辨西医之病，明确肿块性质，以防误诊而失治误治。中医对乳房肿块统称"乳癖"，其意范围较广，而辨证方能切中本质，郭老通过临床实践，结合中医辨证原则和特点，在国内首次将本病分为肝郁、肝火、气血两虚和肝肾阴虚四型，辨证选穴施治，取得了良好的近、远期效果。郭老将中西医两者有机结合，既发挥传统中医特色，又具现代科技手段与技术，具有很强的中西医说服力和认可度。

（五）勤于总结，不懈笔耕

郭老在临床实践中，既注重理论指导，又善于总结与提高，探索其规律，做到了临床不间断，探索不停止，总结不歇笔。他先后发表论文40余篇，内容涉及针灸基础理论、内、外、妇、儿、骨伤各科疾病的治疗经验与总结，从临床常见病症到疑难杂证，均有涉猎。

二、临证心得

（一）深究医理，融经旨于实践

中医学是一门实践性很强的科学，郭诚杰教授历来反对空谈理论不务实践的风气，认为中医理论来源于实践，总结于临床，他几十年如一日从不脱离临床，诊治病人总是一丝不苟，独具慧眼，洞悉全貌，详查病情，认真记录，运用中医的阴阳、脏腑、经络、气血理论，结合现代诊疗技术，辨证与辨病相结合，明确诊断，当针则针，宜灸则灸，或针药并用，尤其在诊治乳腺病方面，得心应手，疗效显著。乳腺增生病是妇科常见病，他从1978年至1999年的二十余年间，每隔两三年都要在城市和农村进行乳腺病调查，先后共进行了九次，发现其发病率从1978年的8.4%上升至1999年的27.8%。而该病又是癌前病变，为了治疗这一危害广大妇女健康的疾病，他博览群书，积累了大量宝贵资料。为正确诊断乳腺肿块，郭老虚心请教肿瘤及外科专家，学习现代医学知识，亲自为病人做红外、冷光、针吸等方面的检查，结合触按，熟练掌握乳腺增生病的临床特征及检查方法。他不但注重治疗，而且重视善后调理，明确提出了戒怒去忧、保持乐观、调理月经、防治妇科病的论述。根据多年诊治经验，撰写了《乳腺增生病的针灸治疗》和《针药并治乳房病》，这两本书深入浅出，易学易懂，可以简单明了地指导临床实践及预防疾病，深受广大基层医师和患者的欢迎。

（二）由博返约，精心钻研

郭诚杰教授深厚的学术造诣与他刻苦勤奋、师古不泥古、不盲从的严谨治学态度密切相关,他总是带着问题深入思考、深入研究。几十年来,郭老对古今中外有关针灸医学的重要文献尽收博览,并验之于临床,使感性的临床经验升华到理性认识。郭诚杰教授不但从临床实践中验证针灸治疗乳腺增生病的疗效,而且在国内率先开展针灸临床研究和动物实验。在对 130 例乳腺增生病患者的临床研究中,设立了针刺治疗组、豆提物注射对照组、西药对照组进行疗效对比观察,结果表明针刺治疗乳腺增生病的疗效优于对照组。他又结合中医辨证,将乳腺增生病分为肝郁、肝火、肝肾阴虚、气血两虚四型,结果各证型之间疗效无显著差异。同时对针刺组和豆提物注射组分别进行治疗前后细胞免疫功能变化的实验观察,结果显示两组的细胞免疫功能,治疗后比治疗前均有显著增高。

(三)详辨疑证,应变灵活

郭诚杰教授虽长期从事针灸教学,但注重理论联系实际,几十年如一日,从不放松针灸临床医疗。在临床工作中,不分贫贱高贵,有求必应,热情接待,详细体查,认真辨证,精心选穴施术,每获良效。由于郭诚杰教授精通中医理论,每遇疑难杂病,详为辨证,当针则针,宜灸则灸,或针药并施,或只投汤液,多应手取效。仅举数例以斑窥面。

例 1:患者为一 14 岁男孩,1 个月前患儿以高烧昏迷住当地医院,诊为"流脑",经二十余天治疗,高热退,但留失语,烦躁不安,彻夜不眠,到处乱跑,大便干结,虽服过量安眠药仅睡 1~2 个小时,当地医院以为流脑后遗症,让其出院转西安作进一步治疗,后经西安某医院神经科检查诊断为"脑炎后遗症"。家长悲忧万分,抱着试试看的心情,慕名登门求治。郭老详细询问了病史,认真检查患儿神色形态,诊脉望舌后,认为患儿病属春温之邪侵犯人体,化热持续二十余天,灼津太甚,致使阴液大亏,伤及心血,故神不安舍,则恍惚躁动,不能入睡,兼之邪毒未尽,窍络受阻;舌为心之苗,舌机不灵则难言,津亏液耗,则大便干结;津液为气血之源,久耗必致气血亏损,故面目浮肿;又据脉数舌红、唇干等均属邪未净而继耗津液。法宜清热解毒滋阴,佐以醒神,选取四神聪、内关(双)、太溪

（双）针刺,施以平补平泻手法,留针 10 分钟,期间行针一次。以四神聪醒脑清神;内关为心包经之络穴,有畅心气而安心神之功;太溪为肾之原穴,可滋肝肾之阴。三穴合用可奏清热解毒、醒脑安神之效。并配投中药:大青叶 25g,元参 20g,生地 15g,麦冬 15g,大黄 9g,枳实 6g,黄连 6g,一剂。

经针治 6 次,药服 5 剂后,患儿烦躁不安较前明显好转,可以正常入睡,大便已趋正常,但仍不能言,表情呆滞,舌淡苔薄白,脉细数。继以醒神开窍,益气生津之法,先后共针 17 次,服药 14 剂,除记忆较前减退外,余则一切正常。

例 2:患者李某,男,59 岁,干部。1977 年 6 月 20 日初诊。主诉:夜间发作性腋窝跳动 2 年。2 年前不明原因左侧腋窝夜间不自主跳动或抽动。继则右侧也同样发作,逐渐导致两肘窝刺痒。初发时,月余一次,后渐增多,每夜发作多次,常在睡中被跳动惊醒,有时整夜不能入睡,痛苦异常,致使精神萎靡不振,先后经数家医院内科、神经科检查未能确诊,故屡屡治疗无效,持续 2 年,遂找郭老求治。

查体:发育尚可,情绪消沉,面色枯黄,皮肤、黏膜及淋巴(一),头、面颈部器官(一),甲状腺、颈动静脉、心、肺、肝、脾无异常发现。腘窝、肘窝色泽、温度亦无异常,感觉存在,双下肢肌张力、肌力、腱反射均正常。血压 98/60mmHg,化验室检查:胆固醇 270mg。脉细略数,舌质红,余无特殊发现。证属肝肾阴虚,以滋肝肾之阴为治则,选取太溪(双)、委中(双)、太冲(双),中刺激,施平补平泻手法,留针 20 分钟,期间行针 2 次,次日复诊,述针后当晚不自主抽动次数减少,可以入睡 4 小时。随后连针 5 次,抽动完全消失,睡眠正常,2 年痼疾豁然全失。

同年 7 月 16 日复诊:近两天来,前疾又复发。治宜畅局部经气为主。用穴:尺泽(双)、委中(双),刺法同前,连针 4 次(每天一次)而愈。

9 月 12 日复诊:近两天夜间又轻度复发,影响睡眠。舌体胖,质不红,苔黄白相兼,脉弦细而数。以脉舌辨证属肝肾阴虚,肝木乘脾,治宜滋阴疏肝,以畅经气。针刺太溪(双)、肝俞(双)、委中(双),连针 2 次而愈。随访 3 年未复发。

按：夜间腋窝跳动症，原因不明，难以确诊，当属疑难病症。但以舌、证相参，属肝肾阴虚，用滋益肝肾之穴。因太溪为肾之原穴，"五脏有疾，当取之十二原"，太冲可清肝热，委中能畅经气而活跃津液，肝俞可疏肝解郁，先后诊治11次而愈，表明针灸临床审因辨证是非常重要的，需应变灵活。

例3：患者王某，女性，32岁，反复尿血7年。7年前初产，于产褥期不注意性节制，兼之操劳忧虑，产假后上班1周，即出现血尿，经西安某医院尿检红细胞（++++），按炎症服西药治疗无效。后服中药两月渐愈。此后两年间，每隔20~30天尿血一次，住某医院治疗，经肾盂造影、膀胱镜检等，定为肾性血尿。疑为丝虫病引起（否认去过丝虫病地区），但未确诊，经服中药治疗3个月未见血尿，出院。回厂上班第一天，又见血尿，5年来时愈时发，多与劳累过度有关，但无恶寒发热，症见尿频、尿急、尿痛、腰痛及午后潮热盗汗等症。兼有乏力，纳差失眠，白带多，月经、大便正常。查体：发育中等，营养欠佳，面色萎黄，形体消瘦，表情忧虑，精神萎靡，脉弦细，舌淡苔少，血压110/80mmHg，妇科检查无特殊发现，尿液镜检红细胞（++++）。

辨证：新产之后，肾气不固，冲任之脉未充，气血未复，即恣情纵欲，致肾气亏乏，元气耗伤，无固摄之力，气血失于常度，冲任脉气不能维理血海。肾气久亏，命门火衰，则火不生土，兼之忧思伤脾，脾土双向受困，失去统血之力，而致尿血。

治则：宜补气养血、健脾固肾之剂，予归脾汤加杜仲、五味子等。方药：党参30g，白术9g，茯苓9g，远志6g，木香6g，枣仁20g，当归9g，五味子9g，麦芽9g，杜仲6g，山药20g，大枣5枚，水煎服。服五六剂后，症情有所减轻，效不更方，原方继服三十余剂而愈，后经随访，8年来未见复发。

总之，郭老临床并不单执一法，往往根据患者的病情需要，选用电针、皮内针、药物离子导入、外敷药等，同时据证内服中西药，以提高疗效。

（四）倡乳腺病从肝论治，兼顾冲任脾肾

郭诚杰教授治疗乳腺病，主张以肝论治为主，认为妇女"以血为用"，但血是依赖于脾的运化和肝的疏调进行布化。郭老发现，肝郁气滞是导致妇科乳腺病发生的主要原因，由于肝的疏泄功能失调，会影响到冲、任经脉，涉及脾胃运化功能，因此，他提出乳腺疾病应从肝论治。运用针刺为主治疗，通过大量临床，并设对照组观察，肯定了针刺治疗乳腺疾病的近、远期疗效。同时，他还发现乳腺病的形成与环境、精神因素、月经周期的变化有着直接关系，通过千余例的普查研究，结合主证、兼证、病位，将传统的四诊与现代医学的诊断相结合，经过中医辨证分型，确定了治疗大法，相对固定选取主穴，依据不同证型，灵活配伍有关穴位，收到明显效果。

（五）师古不泥，勇于探索

郭诚杰教授重视经典，在继承传统医学的同时，敢于创新，从不排斥西医，他认为中、西医两个医学体系各有所长，应相互取长补短，临床必须中医的辨证与西医的辨病相结合，西医用药程序规范，中医治疗量体裁衣、偏重个性。郭老认为只有中西医相结合，才能有的放矢，提高疗效。因此，郭诚杰教授虽是个老中医，但他仍然学习并掌握有关西医知识，用现代科学实验研究的方法，有力地佐证其临床疗效。

自 20 世纪 70 年代起，郭诚杰教授就从事针刺治疗乳腺增生病的研究，在已取得疗效的基础上，不断深入，进行本病的病因及针刺治疗机制的实验研究，从给大、小白鼠皮下注射雌二醇（E_2）成功制成乳腺增生动物模型，表明 E_2 升高是本病的主要致病因素之一，针刺有拮抗 E_2 升高的作用，并从实验中观察到针刺可加速增生组织复常率。郭老还给乳腺增生病人作了针刺前后 E_2 含量的测定，发现针刺前 E_2 明显高于健康妇女，针刺后 E_2 含量与健康妇女无差异，这说明针刺有调整失衡女性激素作用，这一研究获 1987 年国家中医药管理局科技成果二等奖，并在第一、二届世界针灸学术大会作了交流。

郭老通过针刺对小白鼠移植性乳腺癌抑制的实验研究,发现针药结合有协同抗癌作用,该作用主要是通过提高瘤鼠淋巴细胞转化率、自然杀伤细胞等,从而提高瘤鼠的免疫功能来实现的,而且针刺可减少抗癌药物的副作用。

第二节　学术主张

一、"疏、通、补、调"四法临床一线贯穿

中医认为,所有疾病不外虚实两端,实有外感六淫之邪,及内伤、气、血、痰、火、湿、食,虚为素体虚弱或久病阴阳气血津液所伤。其总的治病原则为"实则泻之,虚则补之"。郭老博览众多医籍,结合自己多年临床经验,提出了"疏、通、补、调"四法。这是对中医治病原则的具体深化,其本质"疏"与"通"针对实证而设,而"补"仅对虚证而立,"调"则是对机体失衡的病理状态进行调整,使阴阳平衡,精神顺治,疾病恢复,身体康健。

(一)"疏、通、补、调"的基本含义

1. 疏　即疏散、疏导之意,有两层含义:一指疏散外邪,对外感六淫实邪为病者,宜采用疏散外邪之法为主治疗,具体为:或宣发疏散风寒,或疏解风热之邪,或清热化湿除燥,使外感邪气尽退则病安。二指疏导、舒畅之意,疾病或因情志失调、起居不节等不内外因所致之内伤实证者,或为气血痰火湿食等有形之邪停聚脏腑经络者,郭老认为人体气机关键在于"以肝为枢",若气机障碍,必致阴阳气血紊乱,而见脏腑、经络之病。针对人体气机这一特点,以"疏"肝为核心,疏肝气,补肝血,柔肝阴,恢复肝的阴阳平衡及其他脏腑的正常功能,病去体安。

2. 通　指畅通脏腑、经脉,或化瘀逐湿祛(积)食等,直去脏腑、经脉中的有形或无形之实邪,使经脉通畅,气血流畅,脏腑组织器官得以营养而功能正常。其方法是运用针灸在局部、远端施治,或用中药行气活血,

促通局部经络气血的运行。

3. 补　即补益不足。对于素体虚弱,或因病致虚、年老体弱者,则以"补"为要,或益气养血,或补益肝肾,扶助正气,改善功能。其方法或用针,或用灸,或用药,正复则安。

4. 调　即调理。临床上对于诸多虚实证不很明显、虚实错杂或脏腑功能紊乱初起者,郭老主张以针灸、药物调和,即调经脉,调气血,调上下,调内外,调情志,调饮食起居等,以平为期,纠正紊乱的脏腑、经脉与气血,逆转病情向愈。

(二)"疏、通、补、调"四法在临床中的应用

1. 以肝为枢,论治乳腺病　郭诚杰教授以针、药或针药并用治疗乳腺病见长,在中医脏腑经络理论的指导下,经过几十年的临床实践积累,继承和发扬张仲景调肝以治四脏的学术思想,创新性地提出了"以肝为枢",通气血,补肝肾,调冲任,治疗乳腺病,并创立了乳腺增生病的中医辨证分型。

(1)理论基础:郭老认为肝脏是人体生理病理的核心、枢纽,肝藏血,主疏泄,肝脏功能正常,则五脏运转如常,人体气血运行通畅,四肢百骸、经络九窍得养,行动灵敏。《素问·调经论篇》及《灵枢·本神》都指出:"肝藏血。"肝脏具有根据人体活动需要调节外周血量和血凝状态的功能。金元医家朱丹溪《格致余论》云:"司疏泄者,肝也。"肝具有调畅气机、调节情志的作用。脏腑气机之升降出入、肺之宣发肃降、脾之运化水谷精微、胃之受纳、胆汁之排泌等,均有赖于肝对气机的调节。因此,肝是脏腑气机的枢纽,一方面通过调畅气机来调节其他脏腑功能;另一方面,通过十二经脉的接续和气血循行来加强脏腑间的联系。唐荣川《血证论》指出:"木之性,主于疏泄。"肝脏还可通过调节气血运行来影响人的情志,肝气条达则心情舒畅,否则或郁郁寡欢、情绪压抑,或疏泄太过,肝气上逆,而致急躁易怒。《素问·痿论篇》:"肝主身之筋膜。"《素问·六节脏象论篇》:"肝者……其充在筋。"又《素问·经脉别论篇》:"食气入胃,散精于肝,淫气于筋。"阐明了肝藏血以濡养筋膜,肝血亏

虚则筋膜失养，可致肢体拘急不利。冲任二脉起于胞中，为十二经脉之海，肝主藏血，通过对经脉气血的调节，而起到调冲任的作用。

（2）乳腺病论治：乳腺病的治疗，郭老强调以肝为枢，调理肝经经气为先，即"疏"。对于实邪阻滞经络者，可合"通"法以行气活血化瘀，消散乳内气结、气郁、血瘀、痰凝（或兼湿）。对于肝肾阴虚或气血虚弱型患者，则"补"益肝肾，调理冲任，或以健脾益气养血为主。肝主情志，舒畅气机，故乳腺病的患者也常见情志异常，或抑郁，或暴怒。因此，在对乳腺病"疏、通、补"的同时，调节情志、调顺脏腑经脉也十分重要。

《灵枢·经脉》云：足厥阴经脉布于胸胁。乳头属肝，若肝气不舒，胸胁经脉郁阻不通，气机不畅致气滞血瘀而见乳腺疾病。乳房部位为足阳明经脉所过，阳明乃多血多气之经，乳房又是妇人气血流注之处，若肝气受阻，又可横克脾土，导致脾胃气机失其升降，致水湿不化而痰湿内生，气血痰湿互结乳络，形成乳腺疾病。明代医家余听鸿云："若治乳从一'气'字着笔，无论虚实新久，温凉攻补，各方之中，挟理气疏络之品，使其乳络疏通，气为血之帅，阴生阳长，气旺流通，血亦随之而生，自然壅者易通，郁者易达，结者易散，坚者易软。"同时，"女子以血为用"，肝主藏血，调冲任，故无论从血、从气，肝皆为枢，都需调肝。从"疏、通、补、调"出发，郭老认为乳腺病的病机以气血痰湿瘀阻为多，治疗在"调肝为先"的基础上，配合脏腑、气血辨证，处方用药、选穴，或疏肝理气，或化瘀散结，或祛痰清热，或健脾利湿，通经活络。一方面，可辅以补气、益气、降气等方法，助肝调气血而通经脉；另一方面，还可配以促进脾胃功能的穴位或中药，使气血有所生，痰湿有所化，则自然达到邪（瘀血、痰湿）祛脉通、痛止癖消的效果。临床选穴以疏肝健脾、畅阳明之气为主，并随证加减而补泻之。甲组穴：屋翳、合谷、乳根（期门），均双侧；乙组穴：肩井、天宗、肝俞，均双侧，两组穴位交替使用。对于气血虚弱者，以《医宗金鉴》圣愈汤方加减，常伴情志抑郁忧思者以《太平惠民和剂局方》之逍遥散加减或归脾汤最为常用，易怒者辅以柴胡疏肝散加减。

2. 调肝为先，辨治杂病 在"肝为人体脏腑气血枢纽"的认识指导下,本着辨证论治、脏腑相关的思想,郭诚杰教授临床治疗杂病也强调"调肝为先"。诚如《血证论》所云:"三焦之源,上连肝胆之气。"清代周学海也在其《读医随笔》中指出:"凡脏腑十二经之气化,皆必借肝之气化以鼓舞之,始能调畅而不病……医者善于调肝,乃善治百病。"对于内伤杂病者,郭老强调在辨证基础上,以"疏、调"为先,先以方药疏调肝气,人体气机枢纽之肝气调顺,则其他脏腑气机的升降出入才可有序进行。而"气、血、痰、火、湿、食"等阻滞经脉的有形之邪,形成皆与脏腑气机紊乱有关。所以郭老治疗内伤杂病,不论病症归属何经,常配以肝经原穴太冲和募穴期门,以理肝气、平肝风、调肝血。如临床上治疗产后癃闭、小便不利,郭老常以肩井、期门、委阳为主穴,还可配以肝俞。对于痰瘀实邪闭阻经脉者,在"疏、调"基础上,予以"通"法,即加祛痰化瘀行血之穴位或方药,以达其效。如针刺治疗瘀血阻络之肝硬化患者,以肝俞、膈俞(血会)、血海(调一切血证之要穴)和足三里为主穴活血化瘀,理气散结,配以内关、蠡沟。肝肾阴虚者则以补益肝肾之阴为主,以左归丸合六味地黄丸加减。

3. 畅通经脉,疏散风邪,论治面瘫 周围性面瘫是指茎乳孔以内发生的非化脓性炎症而引起的周围性面神经麻痹。中医称之为"面瘫""口僻",俗称"吊线风""歪嘴风"等。虽病因目前尚不完全明了,郭诚杰教授却认为其病机核心以各种因素导致的局部经络气血不通为特征。故主张面瘫的治疗,初期"以通为先"是其关键,以取面部局部穴为主来实现。在此基础上,再辅以"疏"法,即疏散风寒或风热之邪。对于年高体弱或久病脉络空虚难以恢复者,则强调补益气血而通养经脉。临床上,郭老取穴以手足三阳经在面部的局部穴位为主,如地仓、颊车、阳白、攒竹、迎香等穴,配以远端的合谷、太冲等。再根据邪气性质,如为风寒侵袭,则加刺尺泽、列缺,风热者加刺风池、曲池等。针刺手法操作上特别强调运用透刺之法。风寒常配合艾灸、面部按摩等方法调理局部经气;风热者可加刺昆仑、外关,或点刺少商出血,也可加用清热泻火之药。后遗症及外伤性面瘫除针刺上穴外,还可配合注射神经生长因子。年高体弱久病脉络空虚者,则以补益气血为先,在局部取穴的基础上,取远端足三里穴、脾俞、胃俞,以健脾胃、益气血;同时电针脉冲用疏密波以振奋推动气血,并配以扶正祛风之方药。郭老除针刺外,还酌情加活血通络之药,如川芎、白芷等通行局部经脉,此乃为其学术思想——"通"的具体体现。

二、辨病与辨证结合

郭诚杰教授重视经典,在继承传统医学的同时,敢于创新,借鉴西医,临床先辨西医之病,明确诊断后,再辨中医之证,不管是乳腺病还是周围性面瘫,均是如此。因此,郭老虽是个老中医,但他仍然学习并掌握有关西医知识,并应用这些知识指导临床。尤其在诊治乳腺病方面,西医重视病发部位,乳疾病位在乳,病变表现却呈多种多样,如乳块之大小、边缘、表面、硬度、活动度、与皮肤有无粘连等,均需审视细查。再别中医之证,据病依证,确立治则,选用相应的治疗方法,强调应用针灸、中药或针药并用,同时结合现代医学的治疗手段,以提高疗效。

第三节 乳腺增生病
临证思辨特点

乳腺增生病是临床常见、多发的乳房疾病,郭诚杰教授通过大量的文献研究和几十年的临床实践,在诊疗乳腺疾病的过程中,具有独特的临证思维,并逐渐形成了一系列特色诊疗方法。

一、西医辨病与中医辨证相结合

乳腺增生病是以周期性乳房疼痛,伴一侧或两侧乳房单个或多个肿块为主要病症表现的妇科常见疾病,中医属"乳癖"范畴。

1. 郭诚杰教授在诊断乳癖时,注重全面、广泛地收集资料,既详细诊查患者全身和局部的四诊资料,同时还在中医"天人合一"的精神指导下,观察外部自然环境和社会环境因素对患者的影响。《素问·阴阳应象大论》说："治不法天之纪,不用地之理,则灾害至矣。"乳腺增生病的发生,和情志因素及患者生理周期变化有密切关系,因此郭老在问诊时,会详细询问患者的乳腺病症变化与情志及其生理周期的关系。大量的临床资料也显示,相当多患者乳腺增生病的周期性病症特点与月经发生有关,同时,很多患者的发病是以生气、情志不舒为诱因。这是乳癖诊断中着眼于内外环境因素进行疾病判断的思维过程。

2. 在对疾病的诊断过程中,以主症为判断的核心要素,判定疾病。医生通过四诊方法获取疾病的主要线索,患者有乳房周期疼痛和肿块主症的,即可初步诊断为乳癖,即有斯症便为斯病。

3. 中西互参,辨病与辨证相结合。郭老既通过文献了解中医对乳癖的认识,也借鉴现代医学对乳腺增生病的知识。临床确诊乳腺病,一是患者主症和体征,二是现代实验室辅助检查技术的使用。中西互补,逻辑思维把握细节,辨证思维把握宏观特质,从而获得对疾病的全面认识。郭老将患者的症状和体征,与辅助乳腺彩色超声学或钼靶 X 线检查有机结合,以确诊乳腺增生病。同时,以司外揣内的取象思维,通过患者的全身外在表象(症状、舌脉和体征等),推断患者的证型特点,并以整体观为指导,辨别乳癖的证型。如以情志为诱因出现症状并脉弦者,就辨证为肝郁型乳癖;如忧思多虑伤脾胃或久病体虚者,并舌质淡,苔薄脉细弱者,辨证为气血虚弱型等。

4. 诊断结论的定性特点。中医学认识人体的生命现象,更着眼于生命活动过程中的功能之象,所以郭老对乳癖的证型诊断,也是从症、脉、舌及实验室检查等获得的多角度资料,应用取象思维为主,形成的以功能为核心的病证表象。因此,其诊断也具有一定的模糊性、不确定性,辨证诊断更多是定性的判断。如很多主诉乳房疼痛的患者体征上无乳腺包块,但实验室辅助检查可见不典型乳腺增生表现,故中医诊断只能是乳痛症,而西医诊断为乳腺增生病。再如乳腺腺病和乳腺增生病都可触及乳房包块,中医诊断中则不能区分二者,统称乳癖。

综上所述,郭老对乳腺增生病的临床诊断,特别强调中西医结合、辨病和辨证结合,具有切实的临床指导意义。

二、治疗思维特点

郭诚杰教授对于乳腺增生病的治疗思路,秉承中医学以人为本的思想,在中医整体思维基础上,确立治法,选穴遣药。

(一)整体观为主

以整体观为核心,通过辨病辨证思维确立乳癖病证类型,从宏观角度先确立标本缓急的治则。

乳癖虽是乳腺局部病变,但郭老强调乳癖的发生与内脏功能密切相关,即"有诸内必形诸外",认为乳癖是脏腑功能失和的外在表现,临床辨证常分为肝郁型、气血两虚型、肝火型和肝肾阴虚型。郭老确立的治则首先是标本缓急原则。乳房肿块、疼痛为标,脏腑功能失和为本,针对临床常见乳癖证型特点,标本兼治,既治局部肿块和疼痛,也要辨证分型调理脏腑功能。其次是三因制宜,即因人、因时、因地治疗,既根据辨病针对疼痛、肿块进行主穴针刺,同时又要结合患者体质、病症进展情况及不同地域特点等内外因素对乳腺疾病的影响,在主穴基础上,辨证施治,选穴用药,辨病求同,辨证求异,治疗中有"常"有"变",反映了中医的个体化治疗特点及辨证思维特质。如乳癖常与妇女月经周期变化关系密切,许多患者乳房多在月经前 7~10 天出现肿块、疼痛。因此,郭老主张乳癖的治疗要因时制宜,结合患者月经周期,痛时而治,行经则止,在主穴基础上,根据辨证加减用穴,必要时内服中药,或予疏肝理气之乳乐冲剂,或予补益气血之圣愈汤,等等。以此示人证变治变、治变方变的临床治疗灵活性。

(二)内治外治结合

乳癖患者有很明确和突出的局部症状、体征,郭老在治疗中,既注重治病求本,辨证辨病,内服中西药物(以中药为主),调理脏腑功能和畅通经络气血,以消癖通络、散结止痛;同时衷中参西,在局部病变上,针对病理变化,借鉴现代医学治疗技术,利用电针、中医外敷、中药离子导入等局部外治法,治疗肿块或疼痛,效果显著。如乳癖疼痛甚,肿块弥漫质中者,取主穴电针治疗为主。如以乳房局部肿块为突出表现,质地较硬、较大,疼痛不明显者,则以肿块局部中药离子导入治疗为主,消散硬结。对于病程较长、多次复发,且路程较远的患者,郭老又创穴位皮内针法,通过持续刺激,起到调节机体生理的作用。

综上所述,郭老在对乳癖的认识上,先定病,后立证,并且以证为主,把握乳癖的临床特点。在治疗时,以整体观为主,确立标本同治、三因制宜及辨证论治原则,以内治与外治法结合、针药结合、整体治疗与局部治疗结合为法,提高疗效。

三、以肝为主论治乳腺病

子宫与乳房标志着妇女的生理特征,月经按时而下,乳房因月经而变化,两者气机通畅。若月事不调,气机不宣闭结,必致乳房气滞血瘀,结块而痛,从而说明肝气不舒是本病的主要因素。郭老从事乳腺病临床数十年,深感辨证在乳腺病治疗中的重要性,同属乳癖病人,因年龄、体质不同,其症状亦不同。如同样是双乳疼痛,但其疼痛的轻重程度、性质、兼症则各不相同,有的患者除疼痛外,别无其他不适,但有的患者常有困倦无力、食欲不佳、面色不华、脉沉细等症,说明有气虚脾失健运之证。若伴腰腿酸困、畏寒怕冷、夜尿多、脉沉细,表明有肾阳虚的症状,根据不同证情,临证应采用不同的治疗法则。

在临床诊治中,也有无证可辨的病人。因此,郭老认为在辨证的原则下,也应结合辨病,因有些疾病在某一阶段,由于个体差异,并不能将所有症状表现出来,中医学认为证情与病位有所不同时,应重视病位,乳房疾病病位在乳,其病变表现多种多样,如乳房肿块的大小、边缘、表面、硬度、活动度、与皮肤有无粘连等,都需要审视,均需用触按法检查和判断,必要时结合辅助检查方法综合分析而确诊。所以郭老认为辨证与辨病相结合在乳房病的诊治中尤为重要。

郭老认为,中医冲任的功能与女性激素极为相似,从中药功效分析,无独立调理冲任之品,而调理肝肾之物亦能调理冲任,而益肾之药,多有调理女性激素的作用,所以应重视乳房病中疏肝气、益脾肾的法则。当然,诸如乳痈等疾病则应使用清热败毒之药,再加疏肝之品调理治疗。

郭诚杰教授治疗乳腺疾病主要遵循"以肝论治"原则,再依据患者的临床表现而知常达变。下面介绍几种常见乳房病的具体辨治思路。

(一)乳癖

乳癖属于"乳痰""乳核"范畴。清代高锦庭所著《疡科心得集》始称"乳癖",并对其症做了较为详尽的论述。该病多因肝气不舒、冲任失调而致乳房胀痛结块,以在经前、生气、劳累后疼痛加重、肿块增大变硬为特征。近年来,该病发病率呈上升趋势,国内多家医院已成立乳腺病专科。此病已被列为癌前病变,癌变率虽然较低(1%~3%),但发病率却较高,已引起医学界的高度重视。郭老治疗此病,常以疏肝理气、调理冲任、软坚散结为主,针药并用,疗效较好。

 【病案举隅】

例1:刘某,女,40岁,教师,1976年6月初诊。

右乳房胀痛2日,发现痛处有一肿块,压痛不明显,月经50日未至,平时上腹部胀满,别无不适。疑乳癌就诊。

检查:体胖,神情佳,有恐惧表情,舌质红活,苔薄白。双乳对称,乳头、乳晕及皮色无异常,乳头无溢液。右乳房外上象限扪及2cm×1cm条索状包块,压痛。肝脾肋下未触及。脉平。

辨证:肝郁气结,湿痰流注于乳络而见乳房结块;肝气郁结,疏泄无权,故月经未按时而至,肝气横逆克伐脾土而腹部胀满。证属肝胃不和型乳癖。

治则:疏肝,理气,和胃。

选穴:天宗、行间、合谷,均右侧。平补平泻,留针15分钟,留针期间行针2次。

次日自述针刺后未到家中月经已来,患者心情喜悦,继针上穴。第3日诊,右乳包块明显变软、缩小,胀痛减轻。腹胀数月服中药20余剂无效,针刺2次却使腹胀显著减轻,继针上穴。治疗后自述右乳疼痛消失,但腹胀未愈,扪及右乳包块缩小如黄豆样大,患者心情愉快,脉舌正常,上穴加中脘、足三里,均双侧,以和中健胃消肿。先后经6次针治,右乳房无任何自觉症状,扪及右乳包块消失,无压痛,只感腹部微胀,别无不适,脉舌无异常。针刺合谷、足三里,均双侧,以消腹部胀满,因近期治愈停针。随访3年未复发。

按:本例病程较短,兼之体健,经6次针刺包块消失,疗效确为理想。月经50日未至,虽然不能排除巧合,但也不能说与合谷治闭经无关。由于月经的来潮,从而加速了乳腺包块的消失。数十日腹胀经服20余剂中药无效,针2次获效,由于症状迅速缓解,患者精神愉快,心情舒畅,使肝木条达,气机通畅,故包块很快消失。

经多年临床实践,郭老认为精神因素与疾病关系极为密切。中医把许多病归之于肝是有一定道理的。治疗中,应了解病人的心理状态,对其进行有针对性的调治,这对加速治愈疾病是非常重要的。

例2:胡某,女,31岁,医生,1976年6月20日初诊。

双侧乳房肿块4年余,逐渐增大2月余。4年前无意中发现双乳房外上象限各有2cm×2cm之包块,无痛感,无压痛,与周围皮肤无粘连,活动可,与月经周期无明显关系。该地区医院诊断为乳腺增生病,未作任何治疗,肿块渐渐增大。周身及局部无不适感,近2个月来,经前10日左右即感乳房胀痛加剧,月经过后胀痛略减,肿块较经前略小,但下次月经来潮前如故,故引起注意。

既往史:曾患风湿性关节炎、中耳炎,1970年因植入性胎盘顺利行剖宫产,术后恢复良好。月经量可,无不适感。

一般情况可,面色略黄而润,神情佳,舌质欠红活。双乳对称,乳头、乳晕及皮色无异常,乳头无溢液。双乳外上象限与内上象限各触及有6cm×6cm×3cm包块,边界尚清,质中度,活动可,与周围组织无粘连,肝脾未触及,腋下、锁骨下淋巴结无特殊发现。听诊:心肺(-)。脉弦。

辨证:肝气郁结,气血阻滞,致痰湿凝滞成核,结于双乳。证属肝郁型乳癖(乳腺小叶增生)。

治则：疏肝理气。

取穴：①肩井、天宗、肝俞，均双侧；②膻中、屋翳（双）、足三里（双）。

刺法：上两组穴位交替使用，8次为1个疗程，每日1次，行平补平泻手法。值得注意的是，每次针刺肩部或上肢穴位时，感传沿脉上传至肩，下传至手指。先后经4个疗程治疗，双侧乳房外上象限之包块分成许多不规则的小包块，但双侧乳房内上象限包块缩小不明显。左乳外上象限2cm×2cm包块变软，右乳外上象限3cm×2cm×1cm包块无压痛，月经前无不适感。

治疗期间，经医院检查确诊为乳腺小叶增生，自针刺治疗后，经前乳房再未有胀痛，半年后两乳包块自行消失，一切复常。

按：本例病程已4年之久，近数月来包块明显增大至6cm×6cm，而且经前疼痛加重，触压也痛，引起重视而治疗。其肿块消失如此之快，是因该患者为经络敏感人之故。

通过4个疗程，先后3个月的针刺治疗，双乳疼痛消失，包块明显缩小，在治疗过程中体会到，乳痛是逐渐减轻的，包块则是由先开始的变软，再逐渐分离成小块，且无压痛，到最终的消失。停止治疗后，一般患者的包块如原来较大渐缩，停止治疗，肿块可进一步自行消失。此例患者正是经历了这样的过程。

例3：赵某，女，30岁，干部，1995年3月19日初诊。

主诉：双乳疼痛、肿块4年，多在月经前、生气、劳累后加重，经当地医院及西安某医院诊为"乳腺增生病"，曾服治疗乳腺病类药物已愈，停药后即复发，多次反复。现伴有腰痛，经期前后错乱，经来小腹痛，心烦易怒，白带多，饮食、二便、睡眠均可，妇科检查为附件炎，未坚持服药消炎。

检查：形体匀称，精神欠佳，慢性病容，舌质淡红，苔薄白，脉沉细。经前7日，坐位检查：双乳对称，乳头、乳晕、皮色无异常，触及双乳外上3.5cm×3.5cm×2cm肿块，质软，压痛，腋下淋巴结不大，转妇科，经查为子宫后倾、宫颈Ⅱ°糜烂。

辨证：长期乳癖病复发，忧虑伤脾，兼之经期紊乱，白带多，使肾精不固,下元亏损。证属脾肾两虚型乳癖。

治则:疏肝理气,兼补脾肾。

选穴:①屋翳(双)、膻中、太溪(双)、足三里(双);②肩井、肝俞、脾俞、肾俞,均双侧。

疗法:两组穴位交替使用,每日1次,平补平泻手法。共针刺8次,月经来潮,停止治疗。

经前4日,乳微痛,触及双乳外上象限有1.5cm×1.5cm×1cm之肿块。继续针刺治疗。因宫颈糜烂配服乌鸡白凤丸。3个月后乳腺病痊愈,再未复发。

例4:杜某,女,42岁,农民,1994年5月20日初诊。

主诉:双乳胀痛1年余,多在经前、劳累后加重,在咸阳某医院确诊为"乳腺增生病",曾服用治疗乳腺病的药物,未愈。现伴有乏力,腰腿酸困,心烦,怕冷,纳差,月经错前、量多,白带多。

检查:形体瘦小,精神欠佳,面色不华,慢性病容,两眼睑浮肿,舌质欠红活,苔薄白,脉沉。

经前10日,坐位查双乳呈袋形,腺体已萎缩,乳房皮肤有皱纹,色泽无异常,触及双乳外上、外下腺体略硬,有压痛,腋下淋巴结未触及。

妇科检查:宫体略大,偏后位,压痛,白带量多无异味,诊断为"盆腔炎"。

辨证:素体虚弱,劳作日多,月经错前、量多,因耗气伤血,兼肝气不舒,乳络受阻,不通则痛,证属气血两虚型乳癖。

治则:补益气血,兼调冲任。由于往返乘车不便,每日针刺治疗有困难,故改服中药。当归15g,白芍10g,熟地15g,川芎6g,党参30g,白术10g,茯苓10g,甘草3g,黄芪30g,生姜6g,大枣5g。3剂,水煎服,每日1剂。

服3剂之后,乏力有所减轻。原方再服6剂后来诊。全身困倦消失,食欲增加,乳痛有所减轻,面容虽黄但润泽,神情转佳,脉细缓,双乳外上、外下肿块较前稍软,气血渐复,可调冲任,理气机。方用:当归15g,白芍15g,川芎6g,熟地10g,黄芪20g,党参20g,柴胡10g,香附10g。

3剂,水煎服,每日1剂。嘱回家服3剂,如无其他不良反应,可继服6剂。自服药后,2次经期未错前,经量不多,精神佳,食量正常,双乳疼痛再未复发。

按:此例患者为乳癖伴有妇科病。子宫与乳腺是妇女生理的特征,郭老称其为姊妹关系,通过多年研究,子宫内膜与乳腺腺体均有接受雌二醇受体的靶细胞,妇科病往往可影响雌激素雌二醇含量的变化,此变化可以导致乳癖病的发生与加重,二者互为影响。所以在治疗乳腺病的同时应兼治其妇科病,以求彻底治愈。

(二)副乳癖

副乳癖,中医医籍中并无此病名及症状的描述,因本病在乳癖病中时有所见,其病因病机与乳癖相同,但由于病位不同,故立此名,以便临床施治。现代医学称此病为"副乳腺增生病",其临床表现为一侧或双侧腋前、腋窝有增大柔软的疼痛包块,常在月经前、生气、劳累后加重。

虽名副乳癖,但仍属乳房病的一种,因个体差异,腋窝及腋前两处乳基未彻底萎缩废退,若肝气不舒,情志不畅,劳伤过度,冲任不调,均可引起雌激素的失衡,导致雌二醇分泌增多,随血流到乳腺的靶细胞,从而引起乳腺组织过度增生而发病。

一侧或双侧腋前、腋窝胀痛,局部有增大柔软的囊性包块,多在月经前、生气、劳累后,包块增大、疼痛加重,腋窝有憋胀感,上肢发麻或困倦无力,多兼见胸闷不舒,月经错前、错后,经来小腹疼痛,舌质不红活,脉弦或弦缓。触诊可见一侧或双侧腋前、腋窝或大(如小馒头)或小(如乒乓球)柔软隆起囊性包块,压痛。此多系肝郁气滞所致,治疗当以疏肝理气、通络散结为法,以针灸为主,必要时配合中药。

 【治疗】

取穴1:副乳包块上下各选一阿是穴,合谷、三阴交,均双侧。

刺法:视包块大小决定针刺深度,如包块大于3cm×3cm,可用2~2.5寸毫针,呈25°刺入2~2.5寸;包块小于3cm×3cm,用1.5寸毫针,呈25°刺入 1~1.5 寸,以针刺局部有胀感为宜。合谷、三阴交按常规刺法,以得气为佳,也可接 G6805 治疗机,电流以患者可耐受为准。

取穴 2:肩井、天宗、肝俞,均双侧。

刺法:肩井穴,针尖向前平刺 1 寸,有胀麻感,并向肩臂放散;天宗穴,针尖呈 25° 向外下刺入 1.5 寸,有胀重感;肝俞穴,针尖呈 45° 向下刺入 1 寸,有胀麻感,向下放散,也可加电针。

上述两组穴位交替使用,每日 1 次,连针 10 次为 1 个疗程,2 个疗程间休息 3 日,继续进行下一疗程,一般 1~2 个疗程后,包块可缩小或消失。

加减配穴:肝火加双太冲,用泻法;肝肾阴虚去肝俞,加太溪,用补法;气虚加血海,针用补法。

若患者不愿针刺治疗或针刺不方便,可用中药治疗。方药:当归 15g,白芍 15g,柴胡 10g,茯苓 10g,莪术 10g,昆布 15g,香附 10g,延胡索 10g,丹参 15g,青皮 10g。

若肝火可加龙胆草 10g、夏枯草 15g;肝肾阴虚可加山萸肉 10g、肉苁蓉 10g;气血虚加黄芪 30g;若脾胃虚弱可加山药 15g、焦三仙各 15g。每日 1 剂,煎服。

 【病案举隅】

例 1:杜某,女,55 岁,1996 年 4 月 2 日来诊。

主诉:两腋前胀痛 1 个月,未介意,近两个星期疼痛加重,两腋前包块明显增大,压痛明显,两腋窝有压迫感,两上肢无力,伴有心烦易怒,胸胁胀满,头晕目眩,已绝经 7 年,饮食、二便可,睡眠欠佳,有高血压病史。

检查:神情佳,舌质紫黯,苔薄黄,脉弦有力。两腋前可见 5cm×5cm×5cm 隆起之包块,并呈下垂状,两包块中央有小枣仁大小紫黯斑点各一个,且对称分布,按压柔软似囊状感,有压痛,腋下淋巴结未触及。心音低钝,律齐,血压 150/98mmHg。

诊断:双副乳癖(副乳腺增生病)。

治则:疏肝理气,散结通络。

针灸治疗：①在双副乳癖包块上下各选一阿是穴，以2.5寸针呈25°刺入2.5寸；常规刺合谷、三阴交二穴。②取肩井、天宗、肝俞，均双侧，常规刺法。以上两组穴位交替使用，针柄均接G6805治疗机，留针30分钟。经针3次，双副乳癖疼痛消失。针刺10次，双副乳包块消失，仅见如小枣仁样暗色乳晕尚在，病告痊愈。因血压偏高嘱服降压药。一年后随访，双副乳癖疼痛、包块再未出现。

例2：杨某，女，42岁，干部，1989年9月21日来诊。

主诉：右腋前疼痛，触及包块3个月。1个月前仅感右腋前不舒，未在意。此后包块逐渐增大，疼痛加重，近1个月来右乳外上出现疼痛。在本单位卫生所检查，疑为右腋前"脂肪瘤"，需手术切除，因惧怕切除痛苦而来就诊。

检查：体形略胖，精神佳，面色红润，舌质淡红，苔薄白，脉弦。右腋前可见隆起副乳包块，触及大小为3.5cm×3.5cm×2.5cm，柔软有囊性感，压痛明显，右乳外上触及2.5cm×2.5cm×1.5cm包块，质中，边界弥漫。

诊断：右副乳癖合并右乳癖（右副乳腺增生病伴发右乳腺增生病）。

治则：疏肝理气，通络散结。

针灸治疗：一组选取右腋前副乳包块上下各一阿是穴，屋翳、乳根，均右侧；合谷、三阴交，均双侧。阿是穴，针呈25°刺入1.5寸，屋翳、乳根，针尖以25°刺入1.5寸，以上穴位，针柄均接电针机，留针30分钟。

另一组取肩井、天宗、肝俞，均双侧。肩井穴，针尖向前平刺1寸，有胀麻感；天宗穴，针尖斜向下外方刺入1寸，有胀感；肝俞穴，针尖向下刺入1.5寸，有胀麻感向下放散。以上各穴位，针柄均接电针机，留针30分钟。

两组穴位交替使用。针6次，右腋前副乳及右乳疼痛均消失。针治10次，两处包块明显变软、缩小。继针10次，右腋前及右乳无任何不适感，未触及包块而治愈。

按：副乳癖，临床可单发，也可与乳癖同时发生。其发生部位可在腋前，也可在腋窝之中。大小不一，形态各异。多有胀痛或憋胀及腋下压胀感,上肢无力,故独立命名,以便根据病位选穴施术。有学者认为副乳可癌变,郭老从事乳癖病研究数十年,治疗近万例病人,未见一例副乳癌,虽不能断然说此病不癌变,却可以说其极少癌变。针灸治疗本病有肯定疗效。要提示大家的是,不要一见副乳癖之包块就行手术治疗,虽说手术切除确实有效,但复发者亦比比皆是,且因过大过粗的手术瘢痕、刀痕,使病人局部长期感觉不舒,尤其是腋窝手术后损伤汗腺而直接影响其分泌,对病人造成的痛苦更是不言而喻。故临床遇到此病,应先宜针灸或内服中药,以求获愈,确因难以奏效或其他特殊情况者再考虑手术治疗。

（三）乳痛症

乳痛症的名称目前见解不一,有的将其列入乳腺增生病范畴,有的则认为它是一种临床症状的表现,无乳腺病理改变,不宜作为单一病名存在。郭老从有关病理资料获知,乳痛症并非无病理改变,只是乳腺小叶及其乳腺导管轻度增生,病理变化较小而已,本病多发于中年妇女,以乳房疼痛或触按痛而无明显肿块为特征。故"乳痛症"这一病名应独立存在。

本病多因素体性格急躁,情志易于抑郁而致肝气不舒,使肝木失于条达,肝脉布于胸胁,乳头属肝,若肝木气机不畅,易致乳部脉络不通,而发生乳痛症。

从组织学观察,主要为乳腺小叶增生,以腺泡或腺小叶增多为主,或纤维组织增生,或腺泡上皮萎缩,仅存萎缩的导管,有的表现为腺管或腺泡的上皮层增多等病理学改变征象。

本病以月经前双乳胀痛或刺痛为特征,有的患者疼痛可向腋下、肩背部放散,月经后疼痛锐减或消失,少数患者可呈持续性疼痛或乳房有憋胀感,一般乳房外形、皮色无异常,触按无肿块,仅有乳腺腺体略硬,或如哺乳状乳房而压痛,腋下淋巴结不大。脉多弦,舌质不红活,苔薄黄。多伴有烦躁易怒、胸胁胀满等症。其病机多系肝气郁结,气机不畅所致。治则与选穴可参照乳癖证的治疗。

【病案举隅】

蒋某,女,28岁,农民,长安县马王乡人,1992年4月16日初诊。

主诉:双乳疼痛3个月。多在经前、生气后疼痛加重,月经来潮后疼痛即消失,本次自感月经来前两天双乳开始疼痛,触及双乳腺体丰满增厚,未经治疗,饮食、二便、睡眠、月经周期均可。

检查:精神可,舌边尖紫,苔略白,脉弦略数。红外线扫描:双乳可见均匀的雾状影,提示:乳痛症。

治疗:证属肝气郁滞型,应以疏肝理气为法,处以逍遥散加减。方药:当归15g,赤芍15g,柴胡10g,茯苓10g,白术10g,香附10g,延胡索10g,青皮10g,甘草6g。每日1剂,水煎服。连服6日,疼痛明显减轻,继服2剂,疼痛完全消失,双乳腺体松软。以后经前触按双乳,腺体柔软而无压痛。

按:有人认为乳痛症在2~3年后可自行消失,故无须治疗。郭老认为这是一种消极的观点,不是本着为病人之所想,是一种错误的认识。固然确有少数乳痛病人可自愈。但只要人体出现疼痛,一般均认为是相应疾病的反映,应当及早、正确予以防治。郭老在临床实践中发现,许多乳腺增生病的肿块都是从乳痛症发展而来的,若能在乳痛之时有效预防和积极治疗,乳痛往往很快消失。若放任不予治疗,则往往是疼痛加重,肿块渐生,而发为乳腺增生病。郭老认为,乳痛症与乳腺增生病均是月经前乳房疼痛,只是后者在乳房疼痛的同时伴有乳房肿块。故也认为乳痛症是乳腺增生病的早期阶段,此时应积极治疗。其治疗的时机应在乳痛前一两日开始施针,其效更为快捷。若患者不便针灸,可用逍遥散加香附、延胡索等药物治疗,也可获得良好效果。乳痛症一般较乳腺增生病为轻,故治疗易获痊愈,且疗程较短,这样既可免除患者的痛楚与精神负担,又可预防乳腺增生。

(四)男乳疬(男性乳房发育症)

男乳疬为中医病名,现代医学称此病为"男性乳房发育症"。男性乳房与女性乳房生理、病理有所不同,男性没有分泌乳汁的腺小叶,仅见腺管、纤维、脂肪的增生。

男乳病可见于任何年龄,但以青年较多见,女乳病则见于8~12岁女孩。10岁左右的男生,其乳病的病因病机与幼女乳病基本相同,如外生殖器发育不良、甲状腺功能亢进、肾上腺皮质功能低下、睾酮分泌减少、肝脏功能受损,以及长期服用异烟肼、洋地黄等药物,使雌激素在肝内破坏过程发生障碍或比例失衡而致含量增多,刺激、激活乳房腺体增生所致。中医学认为,乳头、乳晕色青属肝,肝脉布于胸胁散于乳,乳房为胃脉所贯,阳明经多气多血,肝气不舒,胃经经气上逆,气血不畅,气滞血瘀,痰凝互结乳络成块而发为乳病。

乳病症多因肝郁气滞,痰湿结于乳络。临床若见10岁男孩,单乳或双乳发病,触及2分或5分硬币大小扁平蚕豆样结块,质地较硬,边界清,皮色不变,触痛,此为"中心性男性乳房发育症"。如一侧或双侧乳房呈少女(14岁女孩)样隆起,触按柔软不痛,无全身症状,则为"弥漫性男性乳房发育症",成人男性易患,此型难愈,治疗时间较长,但多能治愈。此为患者平素心情不舒,七情过极,肝气抑郁,久则导致阳明之经气失于通达,故见乳病,根据脉舌辨证多为肝郁之证。治疗应以疏肝理气、散结止痛为原则。

 【治疗】

选穴:屋翳、乳根、合谷,均双侧;肩井、肝俞,均双侧。

每日1次,两组穴位交替使用,8次为1个疗程,休息3日,继续进行下一疗程,一般10余次即可获效,也可配服其他中西药物,及外敷药物治疗。

针刺方法:根据年龄、体形选用针具,屋翳、乳根均用1.5寸毫针以25°向外刺入1~1.5寸,有胀感;肩井穴针尖向前平刺1寸,有胀麻感向肩部放散;肝俞以45°针尖向下刺1~1.5寸,有抽胀感,合谷可按常规腧穴操作方法进行。

加减配穴:气血亏损可加足三里、气海;肝肾阴虚去合谷,加太溪。

必要时可用醋膏（郭诚杰教授自创）外贴配合治疗。

醋膏制法：五倍子100g，乳香20g，没药20g，三味药粉碎后，过100目筛，混合装瓶，米醋500ml煎至200ml，放凉后，将药末调成糊状，装瓶密封，放在避光处。用时按乳房肿块大小涂匀，用塑料薄膜覆盖，以防弄脏内衣，一日一换。外敷数次后，如贴之处皮肤发痒或见小红疹，可暂停使用，待皮肤红疹消失后再用。

 【病案举隅】

吴某，男，62岁，退休干部，1976年4月3日初诊。

主诉：双乳房疼痛、肿块2个月。曾在西安某医院诊治，因肿块大而硬，要求住院手术切除，妻子儿女不同意手术，故来诊。

检查：精神佳，面色黯，伴有心烦易怒。舌质不红活，苔薄白，脉弦。双乳隆起，乳晕呈紫黑色，触及双乳3.5cm×3.5cm×2cm质硬肿块，按压痛剧，活动度可，腋下淋巴结未触及。近红外线扫描示：双乳呈均匀灰影，血管影增多增粗、迂曲。

辨证：肝气不舒导致阳明经气不畅，结于乳络而痛。证属乳疬（弥漫性男性乳房发育症）。

治则：疏肝理气，散结止痛。

选穴：①屋翳、乳根、合谷，均双侧；②肩井、肝俞，均双侧。两组穴位交替使用，每日1次，8次为1个疗程，加电针，以病人可耐受为度。

外涂醋膏：每日1次。针刺治疗25次，双乳肿块消失，乳晕色泽恢复正常。10年后随访，该病未复发。

按：本病例之肿块较大而硬，乳晕呈紫黑色，乳房血管增多增粗、迂曲，说明病情较重，除用针刺外，并用醋膏软坚消结，加速肿块消除，以防癌变。本醋膏经多年临床应用，对较硬之肿块确有良好的治疗效果。

为了缩短治愈时间，临床可针药并用，并结合实际情况辨证施治。有学者认为本病是正常生理现象，不治可自行消退。临床上确有少数患者因病情较轻而自愈，但郭老也见到许多经年不愈患者，症状较重、疼痛难忍，如本病早期治愈，使病人身心健康，愉快地工作、学习，岂不更好。

（五）幼女乳疬(幼女乳房发育症)

幼女乳疬是指6~10岁女孩一侧或双侧乳房出现肿块、疼痛的病证。小儿本身肾气未充,冲任调理功能尚未强健;加之情志极不稳定,喜怒悲恐较成人更甚,如果缺乏正确引导教育,娇生惯养而任性,一旦所愿不遂,则恼怒而起,以致肝气横逆;同时,食肥甘、喝冷饮,易伤脾胃而致痰浊内生,痰气互结,阻闭乳络成块而发病。

临床多见一侧乳头下结块,状如2分或5分硬币大小,扁平或如蚕豆样较硬肿块,压痛,皮色无异常,此型肿块称为"幼女中心性乳房发育症"。若见单侧或双侧乳房隆起,压痛,质地较软,皮色无异常,极似14岁幼女正常乳房发育形态,则称之为"幼女弥漫性乳房发育症"。两型中,以中心性较易痊愈,而弥漫性治疗较为困难,故后者一般疗程较长,结块不易溃破,多无全身症状。本病多因所欲不遂,肝气郁结,痰湿结于乳络而成。治疗当以疏肝理气,调理冲任,散结止痛为法。

【治疗】

选穴:①屋翳、乳根,均患侧,合谷、三阴交,均双侧;②肝俞、肾俞,均双侧。

刺法:上两组穴位交替使用,行平补平泻手法,留针30分钟,每日1次,8次为1个疗程,视病情而行下一疗程。

由于部分儿童不易接受针刺治疗,故可内服中药。其方为:

乳乐冲剂(郭诚杰教授自拟处方):当归10g,白芍10g,柴胡9g,茯苓10g,莪术9g,昆布15g,青皮9g,香附9g,玄胡9g,黄芪15g,仙灵脾12g。经加工制成冲剂,每日2次,每次10g,温开水冲服。

消癖丸(郭诚杰教授自拟处方):夏枯草10g,柴胡10g,青皮10g,橘核10g,鳖甲10g,半夏10g,白芥子9g,三棱9g,莪术9g,昆布9g,山慈菇9g,乳香9g,没药9g。上药共为细末,水泛为丸,可据证情及患者年龄酌用其量。还可外用醋膏贴敷。

（六）乳核（乳腺纤维瘤）

中医学对乳腺纤维瘤认识比较模糊，无独立病名。由于本病系乳房上有结块，有时可伴发乳腺增生病，所以归于"乳癖"范畴，对不伴有乳腺增生、不痛不痒的患者，则归属于乳疬（男女乳房发育症）。

本病好发于 18~25 岁青年妇女，此年龄段的女性大多情感脆弱、多愁善感，一旦遭受挫折或幻想破灭时，易造成肝郁气滞，冲任失调，思虑伤脾，痰湿凝于乳络，从而刺激乳腺内纤维组织过度增生，形成圆形、椭圆形或不规则形光滑活动度大的包块。

本病常于一侧乳房单发一个或数个大小不等的无痛性包块，也有双侧乳房均发者，一般生长缓慢，也有数月迅速增大者。触按包块活动度大（如滚珠），与皮肤及基底组织无粘连，多无其他特殊不适，若自觉或触按有疼痛者，多系伴发乳腺增生。本病舌、脉多示肝郁气滞征象，治疗上以疏肝理气为基本原则。

【治疗】

穴位：瘤体上下或四周各取一点，合谷，三阴交。

刺法：按瘤体大小确定进针点后，在瘤体上下各刺一针，也可在瘤体四周用 1.5 寸毫针向瘤体中心刺入，角度以 45° 为宜，深度以 1~1.5 寸为宜；合谷、三阴交均双侧取穴，针用泻法，也可加用 G6805 治疗机行脉冲电刺激，留针 30 分钟，每日 1 次，连针 10 次为 1 个疗程。休息 3 日，继针下一疗程，一般治疗两个疗程后，瘤体可缩小或消失。本组穴为单纯乳核所选用，合谷可畅阳明经之气，三阴交可调和冲任。

若为乳癖伴发乳核，可在针刺乳癖甲乙两组穴位的基础上，再于瘤体上下左右各加刺一针，以宣散结块。必要时配合柴胡疏肝散加减治疗，方药：柴胡 10g，白芍 15g，枳壳 9g，甘草 6g，川芎 9g，香附 10g，郁金 10g，当归 15g，黄药子 15g，益母草 10g。每日 1 剂，水煎服。如坚硬不消者，可加三棱、莪术。

【病案举隅】

例1：赵某，女，19岁，未婚，工人，陕西省彬县人，1997年12月2日初诊。

主诉：双乳疼痛肿块1年余，多在生气后疼痛加重，在厂医院确诊为"乳腺纤维瘤"，于今年7月手术切除。10月份又发现右乳头下手术瘢痕旁有一个结块，左乳外上象限也有一个疼痛性结块而来诊。

检查：发育可，精神佳，触及右乳头下手术瘢痕旁有一1cm×1cm包块，左乳腺体略硬，乳头下2cm×2cm包块，外上2cm×2cm包块，质中，活动度大而光滑。

诊断：乳癖伴发乳核（乳腺增生病伴多发性乳腺纤维瘤）。

治则：疏肝理气，软坚散结。

选穴：①屋翳、乳根、合谷、三阴交，均双侧；②肩井、肝俞均双侧。

每日1次，两组穴位交替使用，加电疗机留针30分钟。5次治疗后，双乳疼痛消失，再于3处瘤体上各刺1针，并针合谷、三阴交，治疗10次，瘤体缩小。针灸治疗15次，双乳疼痛消失，右乳头下及左乳瘤体均消失。

例2：杨某，女，20岁，未婚，农民，陕西省咸阳市渭城区马家堡，1997年2月28日初诊。

主诉：左乳疼痛3个月，伴有上肢疼痛无力，纳差，失眠，月经前后无定期。经咸阳市某医院近红外线扫描示："右乳纤维瘤""左乳腺增生"，建议手术切除。患者拒绝手术而来诊。

检查：发育可，形体略胖，舌、脉无异常，双乳对称，左乳腺体略硬，压痛。右乳外下触及2.5cm×2.5cm包块，活动度大，表面光滑，无压痛。腋下淋巴结未触及。

诊断：乳癖（左），纤维瘤（右）。

治则：疏肝理气，调理冲任。

选穴：屋翳、乳根、合谷、三阴交，均双侧，每日1次。加用G6805电针治疗机，以患者可耐受为度，每次留针30分钟，10次为1个疗程。休息 3 日,再行下一疗程。

经 10 次针刺后,左乳疼痛消失,于右乳瘤体上下左右各刺一针,再加刺双侧合谷、三阴交。右乳纤维瘤缩小如黄豆样大,再针刺 15 次后,右乳外下未触及该颗粒,无压痛而治愈。

例 3:关某,女,44 岁,干部,1979 年 10 月 25 日初诊。

5 年前发现双乳有肿块,近月来双乳胀痛,口干目赤时则疼痛加剧,伴有胸闷,心烦,性格急躁。患此病后月经量少、色黑,经服中药及外贴膏药未见获效。

检查:一般情况可,舌质正常,无苔,脉弦数。双乳对称,乳头、乳晕无异常,双乳外上象限皮肤黯红(因外敷药之故),乳头无溢液。左乳内上象限扪及 1.5cm×0.5cm 颗粒状包块数个,在包块下方触及质地略硬、有压痛、大小为 2cm×2cm×1cm 之包块,边界尚清。颈、腋淋巴结不大,腹壁柔软,肝脾未扪及。听诊:心肺无异常。X 线摄片示:右乳腺增生病、左乳增生伴纤维瘤。

患者每在肝火旺盛时有口苦、咽干、目赤等症状,此时乳痛加重。由于相火妄动常引动君火,故多怒心烦,肝火旺而灼津成痰,结块于乳,证属肝火型乳癖。

治则:清泻肝胆之热。

选穴:乳腺增生病两组穴位交替使用,以疏肝理气为主。针刺 1 个疗程后,症情不减,询问深知患者每次吃羊肉及辛辣之品后,乳房胀痛加剧,考虑患者肝火素旺,得辛热之物肝火愈盛,仅疏肝理气难以获效,故重刺双侧太冲以泻肝火,并配中脘以和胃气。每次针后,患者感到心情舒畅,之后要求每次必针此穴,连针 8 次后,双乳疼痛消失,服辛辣之品及经前无胀痛,月经色量恢复正常,触及左乳纤维瘤大小为 0.5cm×0.5cm,两乳增生包块仅留散在如绿豆样小颗粒数个,无压痛。1980 年 10 月随访,两乳疼痛消失,经前无胀痛。

乳腺增生伴发乳腺纤维瘤或单纯的纤维瘤,通过针刺治疗,增生的肿块疼痛能很快变软、消失,但纤维瘤缩小较慢。选穴可在瘤体上下左右选穴,并配合合谷、三阴交,一般针刺治疗可缩小至 0.3~0.5cm,但不能彻底消失,可以停止治疗。待 2~3 个月后,除个别病例外,大多数病例可自行消失而不再复发。临床上发现,纤维瘤好发于未婚女性,而婚后一段时间后多可自行消失。若瘤体在 2.5cm 以上,且增长较快,郭老认为还是以手术切除为宜,术后可服软坚散结、调理冲任之药,以防复发或癌变。

（七）乳痨（乳腺结核）

乳痨是指乳房因结核杆菌感染引起的慢性化脓性疾病,临床较为少见,缠绵难愈。中医学认为本病的发生与气滞痰凝有关,故又称"乳痰",西医则归属于"乳房结核"的范畴。

本病多因素体阴虚,肝郁气滞,脾失健运,痰浊内生,循阳明经上逆结于乳络,郁久化热,成脓溃腐,穿破成漏,脓汁清稀,夹杂败絮,长期流脓而耗损气血,迁延难愈。西医学认为乳房结核多是结核杆菌血行传播所引起,原发病灶多为肺结核或肠系膜结核。

本病多为已婚 20~40 岁青壮年,有原发性结核病灶,病情进展缓慢,初起乳房有一个或数个结块,质硬不坚,推之可动,皮色不变,按之不痛,与周围组织边界不清,逐渐与周围组织粘连,推之不动,肿块渐大,患侧腋下淋巴结肿痛,伴有全身倦怠无力,五心烦热,低热盗汗,纳差,脉细数等。证属肝郁气滞,痰浊凝结。可做结核菌试验、血沉化验、脓液涂片、抗酸染色找结核菌,胸部透视找原发病灶,有助于诊断。如果肿块增大,中间变软,隐痛,按之有波动感,此为脓已形成,又当别论。

 【中药治疗】

此病初期仍以疏肝理气、化痰散结为主,方剂以柴胡疏肝散合二陈汤加味:

柴胡 9g,夏枯草 15g,当归 10g,白芍 15g,郁金 10g,香附 10g,陈皮 6g,白术 10g,半夏 10g,生姜 6g,大枣 3 枚。每日 1 剂,水煎服。阴虚盗汗者,加麦冬、地骨皮、秦艽;局部红肿、脓液多者,加蒲公英、猫爪草。

外治:阳和膏外贴。在阳和膏上放少许麝香,可加快肿块缩小或消失。

综上所述,郭诚杰教授在治疗乳腺病方面均是从肝论治着手,并注意辨证施针,灵活选穴配方,对一些复杂兼症,采取多种方法综合治疗,用针用药独到,以求达到满意的临床效果。

第三章 临证经验

第一节 乳　　癖

一、乳癖概况

乳腺增生病,中医学称为"乳癖"。对乳癖的病因记载,先见于《诸病源候论》:"足阳明之经脉,有从缺盆下乳者,其经虚,风冷承之,冷折于血,则结肿……冷则核不消,又重疲劳而生。"清代高锦庭所著的《疡科心得集》对乳癖的症状描述比较详细:"乳癖乃乳中结核,形如丸卵,不疼痛,不发寒热,皮色不变,其核随喜怒为消长,多由肝气不舒郁结而成,若以痰气郁结非也。"此对乳癖病因与临床表现的论述基本上反映了该病特征,且对后世治疗乳癖提供了较好的思路与范例。

国外最初将此病命名为囊性病,后又命名为纤维囊性病、囊性增生、慢性囊性乳腺炎、乳腺组织增生、囊性纤维腺病以及乳腺结构不良等。国内,杨维益曾命名为乳腺腺病(乳腺增殖病),沈克非命名为慢性囊肿性乳房疾病,黄家驷命名为乳房囊性增生病、慢性囊性乳房炎,王德元命名为乳腺囊性增生病、囊性腺病,并认为囊性增生病的名称比较妥当,因其兼顾乳病的外形和病理特点。但有的资料认为因病理变化多在乳腺组织,以"乳腺腺病"命名为宜,总之百余年来,国内外对本病的命名高达 17 种之多,也可称众说纷纭。1972 年,全国肿瘤研究办公室提出的《肿瘤的命名和分类草案》将此症定名为"乳腺增生病",此名称一直沿用至今。郭老认为,此名称概括了乳腺小叶、腺泡上皮、乳管、纤维组织的单项或复合增生,基本上反映了此病的实质。1978 年,全国肿瘤防治会议已将此病列为乳癌的前期病变。

国外的一些学者认为,在发达国家,1/3 的妇女曾患过乳腺良性病,据报道用乳腺 X 线拍片检查 3750 例健康妇女,发现 1400 例患某种良性乳腺病,且大多数(87.1%)是弥漫型乳腺病。国内一些单位,如吉林医学院附属医院对 5326 名妇女进行调查,其中城市普查 3878 名妇女,患乳腺增生 481 例,发病率为 12.4%;农村普查 1448 名妇女,患本病 8 人,发病率为 0.55%。城市妇女发病率大大高于农村。郭老也曾在多家单位进行普查,发现本病的患病率从 8.4% 至 28.47% 不等。通过近年国内流行病学调查可知,其发病率已在快速升高,城市与农村的发病率差距正在逐年缩小,目前本病已成为妇女的多发病。

二、病因病机

郭诚杰教授认为,足厥阴肝经经脉布于胸胁,而乳头属肝。若肝气不舒,胸胁之脉络不通,乳部气机不畅,故见乳房胀痛。乳房又为足阳明胃经所过,阳明经为多气多血之经,而乳房又是气血、乳汁流注较多之器官,易于气滞、血瘀、痰凝。若肝气横逆而克脾土,则脾失健运,症见胃部纳差;其脉失降,痰湿气血随经互结于乳络而结成乳块。郭老从 500 例乳腺病患者中,发现性情急躁者 374 人,占 74.6%,说明本病多与中医之肝有关。

女性以血为主,当以经调为顺,若月经失调,则示疾病而生;若肝气不舒,郁而化热,迫血妄行,肝藏血功能失司,久则血虚阴伤,故先是火旺,再则伤及肾阴,致肾阴亏虚,阴损亦可及阳,而致阳虚,继而肾之摄胞无力而病生;若肝之疏泄失职,月经未能按时而下,必致气滞血瘀而见经来腹痛。郭诚杰教授从 317 例乳癖患者中,经妇科检查有妇科病(子宫肌瘤、痛经、盆腔炎等)者 228 例,占 71.93%。子宫与乳房为女性所特有,互为姊妹,正常情况下,月经按时而下,乳房随月经周期变化而变化,两者均宜气机畅达而恶抑郁不畅;若月事不调,必致乳房气滞血瘀,痰凝而结块。说明肝气不舒是本病的病机关键,同时,也常累及脾与肾,治疗时均应给予明确而全面的重视。

雌激素是乳腺腺泡和腺管增殖的主要激素。雌激素的分泌量在女性的一个月经周期中有两次高峰,即排卵期前月经周期的第13天和黄体成熟期(月经周期的22~23天),在此两个高峰时分泌量较多,特别是月经周期的第13天,分泌量最多,其他时间分泌量较少,这样规律性的变化为乳腺的正常发育提供了条件。如果雌激素分泌的量多,尤其是在黄体成熟期,再加上分泌时间延长,就会打乱月经周期中两个高低峰的规律性,过量的雌激素刺激乳房,引起乳腺的过度增生,且不能自行恢复,从而发生乳腺增生病。这说明雌激素分泌量的多少与持续时间的长短,对乳腺组织的正常生长发育及病理变化起着重要作用。同时,雌激素的产生也受腺垂体产生的促性腺激素的影响,腺垂体所产生的促性腺激素,还受丘脑下部所控制。因此,要了解乳腺增生的病因,既要知道雌激素对它的影响,还要了解雌激素的生成,以及腺垂体和丘脑下部的作用,如这个性腺轴失去正常调节,也可导致女性激素失衡,从而发生乳腺增生。

乳癖在生气后或精神受刺激时,疼痛即有明显加重,说明此病与精神因素也有密切关系。

三、诊断与检查

乳癖是妇女乳房常见疾病,约占乳房良性肿瘤的70%~80%,但乳房内的肿块也不仅仅是乳癖所引起,还有其他乳腺病所导致。据国内一些资料报道,乳腺癌发病率呈逐年上升趋势,是严重危害妇女健康的疾病,本病早期肿块比较隐匿,故此,对乳房的肿块不但要审视和辨证,同时也应重视用手触按肿块大小、硬度等,还可结合其他检查方法,作出早期正确诊断,以免误诊误治,造成病人不必要的恐慌与痛苦。

（一）问诊

首先要详细询问病史,由于多数患者以恐惧或其他心情来求诊,医生必须态度和蔼、亲切,应按下列询问,以免漏诊和误诊。

1. 年龄　乳癖好发于中年妇女,乳腺纤维瘤多发于 18~25 岁未婚女青年,乳癌多发生于 40 岁以上的妇女（40~60 岁为多）。

2. 肿块　发现肿块的时间。年轻女性,如有肿块且光滑、活动度好者多为乳腺纤维瘤;先有疼痛后有肿块者,多为乳腺增生病;若同时出现则多见于乳腺增生伴发纤维瘤;如服避孕药后肿块增大,疼痛加重,可停服,应改用其他避孕方法。问诊肿块时应注意以下两点:

（1）肿块增长速度:肿块在短时间内迅速增大,多为巨纤维瘤、乳腺癌、积乳性囊肿;若在月经前增大,经后肿块略缩小,多为乳腺增生。

（2）记录肿块大小:最好用厘米记录肿块的大小,左右、长度及厚度,有的可描述为散在的小颗粒等。

3. 温度　肿块有无发热的感觉,积乳性的乳腺囊肿病、乳痈早期多有发热感。

4. 疼痛

（1）疼痛的性质:应辨胀痛、刺痛,还是隐痛,呈间断性还是持续性,是局部还是向腋窝和肩背、上肢放散,乳腺增生可出现以上几种疼痛,该病约有 2/3 的患者可出现腋下憋胀,约 1/3 的患者肩背部酸困,少数患者感到上肢无力。

（2）诱因:乳腺增生多在经前、生气、劳累后加重,尤其在生气后即时加重,乳腺纤维瘤多无此诱因。

5. 乳头有无溢液　水样、浆液样、乳汁样、脓性、水血样、血性,自动流出,还是挤出;流出量的多少以及溢液的时间。乳头状瘤、乳癌多有水血样或血性溢液,但乳腺囊性增生病有时也出现血性溢液。

6. 既往有无乳腺病和其他疾病　详细询问以往有无乳房病,大多数乳房病多发生在成年以后,乳房有无先天性畸形、疼痛、肿块、炎症、外伤,如伤处有皮肤凹陷者,应考虑有脂肪坏死的可能性;纤维瘤反复摘除而复发者,应考虑有恶变之可能;若为导管内乳头状瘤手术后,一旦又有乳头溢血者,应考虑乳癌病变之可能,乳腺增生肿块一旦显著变硬,应考虑是否癌变。

家族史中有无乳腺癌,据研究统计表明:有乳癌家族史者,其乳癌的发病率较普通人约高3倍,且其第二代患癌的平均年龄较一般人可提早10年,至于人类的乳癌是否通过乳汁因子影响下一代,目前尚未肯定,仍需继续研究。

7. 月经史　询问月经初潮的年龄,现月经是否正常。乳腺增生者,70%~80%患有月经不调及其他妇科病。

8. 生育与哺乳史　生育一胎还是多胎,是自己哺乳还是喂乳。据一些资料介绍,终生未育妇女乳癌发病率高,未哺乳妇女比哺乳妇女乳癌发病率高。"适龄结婚、怀孕、分娩和哺乳过程都对女性激素是一种正常调节;反之,迟婚(35~40岁以上)或终身不婚,经常流产或不自己哺乳则导致内分泌紊乱,引起乳腺不规则的变化",这些资料说明,40岁以上的未婚女子和自己未哺乳的妇女,其乳癌的发病率较对照组为高。因终身不婚的妇女易致内分泌失调,因而发生乳癌的机会就多。此外,长期大量服用性激素,或卵巢切除,或其他妇科手术等,也都有乳腺癌变的可能性。

9. 治疗史　是否曾用其他检查方法、治疗等。

(二)望诊

对患者的病史作深入了解后,再仔细详看病人乳房的外形,全身的发育、营养、神志情况、面色、舌质色泽等。

1. 乳房的大小形态　是大乳还是小乳;乳房是半球状,还是杯状、袋状、细袋状;双乳是否对称;若乳房内有肿块时,可能比健侧较低或略大,当病变造成深部组织粘连牵拉时,患侧乳房可能比健侧高。

2. 乳房的色泽　乳房皮肤色泽有无改变。患乳腺增生时,乳房色泽多无变化,若发红,应详细了解是否用外敷药,巨纤维瘤乳房多见充血,静脉曲张;晚期乳癌多有乳房表面凹陷,呈橘皮样色泽。

3. **乳头乳晕** 乳头有无内陷、歪斜。晚期乳癌多出现乳头内陷和歪斜现象,乳晕的深浅因人的肤色而异。

临床除看乳房的外形、色泽外,还应望病人的面色、舌质、舌苔的颜色,以及营养、发育和精神状况等,综合分析,辨证论治。

（三）触诊

小乳患者可取坐位,大乳可取仰卧位,大悬垂乳可取仰卧位及侧卧位,医者将右手食、中、无名指略微屈曲,时分时合地用三指指腹交替按压,先从乳房外上、外下、内上再至内下象限,依次进行,然后于患者自述的痛处及肿块部位触按,注意肿块的部位、大小、形状、硬度、边界、活动度,以及有无触痛、压痛等情况。也可在健侧乳房与病侧乳房交替按压,以便对照。由于患者对自己乳房情况了解多,触摸时间长,体会深,尤其是较小的肿块,医者有时不一定能触到,这时应让病人指出所触到的肿块部位,然后医者再根据所指的部位仔细触按,辨别肿块是否存在或其大小、形状等情况,当然也不排除病人把正常腺体与肋软骨炎作为肿块的错觉。触按乳头后部,挤压乳头有无溢液,并触按胸旁、腋窝、锁骨上淋巴结的大小。

1. 在乳房触到肿块,确认在哪一象限,还需注意以下几点:

（1）肿块的大小、硬度、形状、边界及表面光滑活动度的情况:乳腺增生肿块多呈弥漫性并较正常腺体硬,表面平整,活动度可,压痛明显,肿块呈片状、片块状、块状、颗粒状、条索状散在各象限,但好发于双乳外上象限;乳腺纤维瘤,肿块呈圆形,表面光滑,活动度大,质略硬;如表面不光滑,活动度差,多为乳腺癌。

（2）肿块与皮肤粘连程度:用手指将两旁正常乳腺组织向肿块方向轻轻捏挤,若显示皮肤凹陷,表示皮肤与肿块粘连,多为乳腺癌。若是乳头后的肿块,不管是良性、恶性,都容易和皮肤粘连。

确认肿块是否固定在胸壁:先沿肿块的水平方向,再按垂直方向推动肿块,检查其活动性,然后患者将病侧手撑腰,使胸大肌收缩紧张,用同样方法再推动肿块的活动性,可以作比较,确定肿块是不是和胸壁粘连固定。

2. 大悬垂乳的检查方法　当病人仰卧时,乳房常向外侧胸部垂下,这样对触按乳房外上、外下的肿块都有困难,因此,可以让病人侧卧,此体位触按大悬垂乳外上、外下的肿块比较清晰。

3. 局部淋巴结的触按方法　由于乳房淋巴系统腋下、锁骨上下、胸骨旁等处是相通的,所以检查淋巴结时先触胸旁1~6肋间淋巴结的大小。检查腋窝淋巴结时,医者自前面用左手伸入病人的右侧腋窝中央,探其腋窝前壁胸大肌深部肿大的淋巴结。检查腋窝后壁的肩胛下壁淋巴结及锁骨上淋巴结时,医生应站在病人的背后进行,将触到肿大淋巴结的数目、大小、硬度及其活动性都应详细记录。

当发现乳腺肿块时,由于肿块比较硬,表面不光滑,又在一侧乳房,同时伴有腋下淋巴结肿大,应考虑乳癌的可能性。但必须注意,如果过去乳房患有乳腺炎或者上肢有过感染病史,也可遗留淋巴肿大,不可混淆。乳腺增生多没有腋下、胸旁、锁骨上下淋巴结肿大。依次检查后,还可检查患者的血压、心肺、肝脾、脉搏,以便掌握不同体形的差异,进行辨证分型论治。

依据病史、望诊和触诊所得的结果进行分析,作出正确判断。如有些肿块很难当场确诊时,可以请会诊或用其他检查手段,如用钼靶X线拍片、B超、热成像术、针吸细胞术、病检等做进一步检查。如确诊为乳腺癌,医者应根据不同病者的知识水平、精神敏感状态以及恐惧心理,开导患者的思想,因为七情(喜、怒、忧、思、悲、惊、恐)对疾病影响非常大,尤其乳腺增生病人或乳癌多为肝气郁结所致,悲忧惊恐,会使病情加重或恶化。

4. 脉象　乳癖的脉象多与肝有关,故脉多弦。

必须注意的是,虽然知道以上乳腺病的检查方法,还必须在临床实践中反复触按体会,不断地熟练其技巧,才能对肿块的大小、性质、边界触按清楚。

（四）诊断要点

病位在乳,且有结块,兼之乳腺疾病有良性与恶性肿块,所以必须熟悉乳腺病的诊断要点。

1. 需详细询问病史。本病多于月经前,生气、劳累后疼痛加重,肿块增大为特征。有的患者乳痛可牵扯腋窝、上肢等处,少数病例可见乳头溢液(浆液、乳样或血性)。

2. 乳房肿块多位于两乳外上象限,大小不一,形状多呈椭圆形、片状、颗粒状或条索状,中等硬度,活动度稍差,触压痛阳性。

对乳房肿块性质难以确定者,可做活体组织细胞病理学检查,以明确诊断。

四、乳房肿块及溢液的鉴别

（一）乳腺肿块的鉴别

乳腺疾病的肿块鉴别见表 3-1。

（二）乳头溢液的鉴别

乳头溢液是乳房疾病发生的可靠信息,医务工作者应根据溢液的不同色泽,辨别其属何种乳房疾病。乳头溢液一般多见浆液样、乳汁样、脓液样、血液样等四种,如果是浆液样,呈无色溢液,多为乳腺囊性增生病;乳汁样溢液呈稀薄体,偶见 40 岁以上的健康妇女;淡黄色血液样多为单纯性乳腺上皮增生病;少量黄绿色或棕色溢液多为囊性乳腺上皮增生病、乳腺导管扩张病、乳腺纤维瘤或外伤感染所致;急性乳腺炎或乳腺结核形成脓肿穿破乳管时,乳头就出现脓性溢液;乳头若有血性溢液特别是鲜红血色,往往是乳腺癌的先兆,约半数以上是由导管状瘤所引起的;其次为乳头腺癌或乳癌所致,如果血液被阻塞于乳管内未能及时流出,就会变成棕褐色或黑褐色的液体,也是乳头状瘤形成的乳房囊性增生病的征兆。

表 3-1 乳腺疾病的肿块鉴别表

名称	好发部位	肿块性质	活动度	粘连程度	好发年龄	疼痛性质	月经前	生气后	劳累后	乳头溢液	乳头形态	腋下淋巴
乳腺小叶增生	双乳外上	质中度	好	无	31~45	胀刺痛	疼痛加重	疼痛加重	疼痛加重	无	无变形	不大
乳腺腺性增生	双乳外上	质中度	好	无	31~45	胀刺痛	疼痛加重	疼痛加重	疼痛加重	无	无变形	不大
乳腺囊性增生	双乳外上	质中度	好	无	31~35	胀刺痛	疼痛加重	疼痛加重	疼痛加重	浆液乳汁或血性	无变形	不大
乳痛症	双乳外上	无肿块	无	无	21~35	胀刺痛	疼痛加重	疼痛加重	无	无	无	无
乳腺纤维瘤	任何象限	略硬、光滑	大	无	18~25	无	无	无	无	无	无	无
乳头状瘤	乳头附近	不易触及或略硬	好	无	30~40	无	无	无	无	黄色样或血性	无	无
乳癌	右乳外上、左乳内上	质硬,表面如生姜样	差	粘连	40~60	无	无	或有加重	无	无或血性	早期无变化,中晚期多变形	中期增大

正常妇女有时也会出现乳头溢液,如在月经期、妊娠早期也可溢出水样、浆液样无色液体,但是多与以上因素有关。哺乳后期由于残存的乳汁未完全吸收,可有乳白溢液或乳头挤出绿色液体状物,绝经后期,可在双侧乳头挤出少量灰色黏稠液体,在妊娠或哺乳期,由于乳腺过度充血,也可引起双侧乳头溢血,在排除这些因素引起的乳头溢液后,应给予及时检查和治疗。

从乳头溢液的性质去辨别其属于何种乳房病变,是有一定参考价值的,具体见下表(表3-2)。

表 3-2　乳头溢液与乳腺病鉴别表

溢液性质	与疾病的关系
乳汁样溢液	服某些避孕药物、镇静类药后可见,未在妊娠期、哺乳期流出或挤出乳汁样液体,多因丘脑对脑垂抑制减弱,垂体前叶功能紊乱,增加了催乳的分泌作用
脓样溢液	多见于急性乳腺炎,哺乳期慢性乳腺炎,中心性乳腺脓肿,浆细胞性乳腺炎,乳腺导管炎,乳腺结核偶见脓性溢液
浆液性溢液(呈浅黄棕色)	见于乳腺导管头状瘤、乳腺囊性增生病、浆细胞性乳腺炎、乳腺导管炎以及乳癌等
浆血性、水血性溢液	见于乳瘤、乳腺导管乳头状瘤、乳腺囊性增生症,偶见巨纤维腺病、乳腺导管炎等症
水样溢液	见于乳腺导管乳头状瘤、乳腺囊性增生症;如为水样溢液,也应注意乳腺有否恶变

五、其他检查方法

(一)近红外线乳腺扫描法

此法从1990年广泛用于检查乳腺,对病人身体无损伤,病人无痛苦,为大多数患者所易于接受。其原理是利用红外光透过乳房的强度不同所显示的透光暗亮而呈现不同的阴影,以观察乳房肿块。红外光对血红蛋白的敏感度强,使得乳房血管显影更清晰,因为血管变化与肿块有很大关系,所以是目前较理想的方法。

乳癖肿块:多呈雾状,灰状均匀而边界弥漫,阴影出现血管增多或增粗等,如血管粗细不一,呈迂曲、紊乱、中断等现象,肿块周边出现网状血管,不管肿块属哪种灰影,均应考虑是否为癌变。

使用本仪器时,其图像在不同的病种间缺乏特异性,如增生、纤维瘤、早期癌,其图像有相似之处,给临床正确定性造成一定困难,由于红外光图像对不同乳形缺乏自动调控能力,需要操作者对不同乳形调控探头光源,以求最佳显影,有时也无法判断,所以还得结合临床及其他手段综合判断。

（二）B 型超声检查法

由于超声机型不断改进和自动成像系统的发展,现已有乳腺探头,对诊断乳腺病提供了一定依据,同时可以直接显示打印乳腺肿块图像的大小,对乳腺肿块诊断有一定的参考价值,且本法对人体无痛苦、无损伤,患者易于接受,目前为临床上广泛应用。

（三）吸细胞涂片法

因其简单、易操作,针吸所造成的损伤及后果,远比局部切除取活检为小,一般医院门诊均可开展。针吸细胞学检查是否会引起癌细胞扩散及影响生存率,目前尚有争论。从理论上来讲,不能完全排除癌肿扩散的可能性,但针吸细胞活检相较于其他活检,对组织损伤较小,因此引起癌细胞扩散的机会较少。有些学者分析了施行乳癌根治手术的 576 例患者,分别比较术前各种不同的活检方法,并随诊观察生存率 5~10 年,得出了针吸活检对患者预后没有影响的结论。目前多数学者认为:针吸诊断乳腺癌具有重要价值,只要掌握适应证,操作得当,基本可取代冰冻活检。

（四）病理检查

病理检查虽然是一种准确的诊断方法,但大多患者难以接受,所以应不断改进更新以上对人体无痛的检查方法,促使诊断乳腺病的准确率不断提高。如用以上检查方法不能定性,而临床上难以确诊的乳腺病,还可以做乳腺小切口病检取材。

六、辨证论治

郭老将本病概括为虚实两类。实证可分为肝火和肝郁,在治疗上以泻肝火、疏肝气为主;虚证分为肝肾阴虚和气血两虚,以滋补肝肾、补益气血为主。

（一）肝郁

1. 主症　双乳胀痛结块,多于经前、生气后加重,并向腋下、肩背部放散,胸闷不舒,喉中有梗阻感,腹胀纳差,月经周期紊乱,舌质不红活或有瘀斑、瘀点,舌苔白或兼腻。

2. 病机　肝气郁结于乳,气血受阻,导致气滞血瘀而结块,情志不畅即痛作,并走窜腋肩等部位;肝失条达则胸闷不舒;气结于喉则时觉梗阻;肝气犯胃,脾失健运则腹胀,纳呆食少;肝藏血,肝气不舒,冲任失调,故月经不能按时而下。

3. 治则　疏肝理气。

（二）肝火

1. 主症　乳房、胸胁胀痛,两乳结块,拒按,生气则疼痛加剧,伴有口苦,咽干,目赤肿痛,月经错前,心烦易怒,尿黄,舌质红,苔黄,脉弦数。

2. 病机　肝主疏泄,若疏泄失职而郁,则肝气横逆,故乳房胸胁胀痛;乳头属肝,若肝气郁结,湿痰流注于乳络,则乳痛结块;情志不畅而使肝郁气滞加重,则生气后痛剧;肝与胆相表里,胆味苦,郁久化火,其味上泛于口而见口苦;肝气横逆犯胃,胃失和降则呕;肝热迫血妄行而致月经错前;肝火引动心火,君火妄动则心烦易怒、尿黄、目赤、舌质红、脉弦数。

3. 治则　清泄肝火。

(三)肝肾阴虚

1. 主症　乳房疼痛时轻时重,胸闷,胁肋隐痛,头晕,目眩而干,腰腿酸软,五心烦热,颧红盗汗,舌红少苔或无苔,脉弦细而数。

2. 病机　肝气郁结,不通则痛;郁久化火伤阴,致肝阴虚而见胸闷,胁肋隐痛;阴虚则木火必旺,故头晕、目眩而干;木火旺必耗肾阴则腰腿酸软,五心烦热,颧红;阴虚致虚火旺盛,其加于阴则盗汗出;舌红、脉细数均为阴虚之象。

3. 治则　滋补肝肾。

(四)气血两虚

1. 主症　乳房疼痛,多在劳累后加重,全身倦怠无力,纳差,稍动则头目眩晕,自汗出,心悸怔忡,易睡易醒,面色不华,舌体瘦,舌尖淡嫩,脉沉细。

2. 病机　因素体虚弱或因长期忧思而伤脾,脾失运化,气血化源不足,肝无所滋则失其条达而乳房结块;五脏六腑、四肢百骸失于濡养则倦怠无力;气虚失于固表而自汗出;血虚神无安舍则心悸怔忡,易睡易醒;心主血脉,其华在面,血虚则舌体瘦而淡嫩。

3. 治则　补益气血。

七、针刺治疗

选穴:根据本病病因在肝,又多累及脾的特点,以疏肝健脾、畅阳明之气为主,并随证加减而补泻之。

甲组穴:屋翳、合谷、期门,均双侧。

乙组穴:肩井、天宗、肝俞,均双侧。

加减配穴:肝火旺去合谷,加太冲、侠溪;肝郁加阳陵泉;肝肾阴虚去肝俞、合谷,加肾俞、太溪;气血两虚去肝俞、合谷,加脾俞、胃俞、足三里;月经不调去合谷,加三阴交;胸闷肩困去合谷,加外关。

方义:本病病位在肝,因肝气不舒常导致胃经经气不畅,乳房为胃脉所过,气血凝滞则结块且痛,故选屋翳以畅乳部的经气而活血;期门为肝之募穴,可疏肝郁之气;合谷为手阳明之原穴,足三里为足阳明胃经之合穴,二穴并用以加强疏导上下阳明经气的作用,并有养胃健脾之功;脾胃为后天之本,如脾胃健运,气血充盈,不但可以加强抗病能力,而且可以防止肝火犯胃,取肝俞以疏肝气,选太冲而泻肝火;肝胆互为表里,肝火旺则胆火易灼,故用肩井以疏胆气,侠溪以泻胆火;若肝胆气郁,三焦之气亦不畅,则胸胁胀痛,并有腋肩部不适而痛,手足少阳经历行于肩、腋、胸、胁,故用阳陵泉、外关疏导少阳经之气;天宗虽为小肠之穴,但以治乳疾而功著;脾俞健脾,以补后天之脾土,使气血旺盛;肾俞、太溪以滋肾水,补肾不足,使肝阴得充。

针刺方法:屋翳穴针刺呈25°,向外刺入1.5寸,有胀感;期门穴在7~8肋间,向外平刺1.5寸,有胀感;肩井穴针尖向前平刺1寸,有胀麻感并向肩前放散;天宗穴针尖呈25°,向外下方刺入1.5寸,有胀重感,其他穴可按常规操作方法进行。

上两组穴位交替使用,每日1次,补虚泻实。连针10次为一个疗程,疗程间休息3日。

八、乳房发热之乳癖经验

在郭老诊治乳癖的过程中,乳房疼痛伴有灼热感的患者很多,其症状特点是:患者自觉发乳房发热,与疼痛并见。检查:乳房皮色无变化,触之皮温较正常为高或无皮温变化。这与乳痈出现的乳房灼热,皮温升高,皮色发红,肿胀等症状完全不同。郭老对于此类患者先重用清热之药以治表,待乳房灼热感消失后,继以补虚泻实之法针对乳癖,或针,或药,或针药结合,或离子导入,效果颇佳。

例1:患者李某,女,33岁,陕西长安县人,1976年3月22日初诊。以"双乳疼痛肿块,伴灼热感3年余"为主诉。患者3年来双乳疼痛有肿块,伴有灼热感。多在经前、生气后疼痛灼热感加剧,经后症情有所减轻,伴有腰腿酸困。在西安多家医院按乳腺增生病治疗,内服乳腺病类中成药及外贴膏药效果均不明显而来诊。经检查:体形匀称,面色略黄,舌质略红少苔,脉细。经前14日。坐位双乳对称,乳头、乳晕皮肤色泽无异常,触及乳房皮温较邻近皮温略高,双乳外上触及4cm×4cm×3cm肿块,质中,边界弥漫,压痛,腋下淋巴结未触及。近红外线扫描见双乳外上呈灰色均匀影,内上、内下:呈透亮影,血管增多,但不增粗、迂曲。辨证:肝肾阴虚而虚火上扰于乳,致使乳络不通而痛,并有灼热感,病属乳癖。治宜滋阴清热止痛。方药:蒲公英30g,金银花20g,乳香3g,没药3g,玄参15g,肉苁蓉10g。连服3剂后,疼痛灼烧感消失,效不更方,继服3剂后,嘱服六味地黄丸以巩固疗效。数月来,患者自述无异常症状。

按:此例患者乳房疼痛时出现灼热感,经查无乳腺炎征象,并且患者舌质有明显热象,辨证为阴虚而虚火上扰于乳,致使乳络不通而痛,并有灼热感,证属虚热,因此采用蒲公英、金银花等清热之药泄热以治表,加以补虚泻实,最终热去,乳房疼痛消失,乳癖得以治愈。

例2:患者李某,女,43岁,浙江省桐乡市人,2011年11月1日初诊。以“双乳疼痛10余年”为主诉。患者10年来双乳疼痛以左侧为重,疼痛呈胀痛、刺痛及烧灼感,多在月经前10日加重,经后及经期时有疼痛,乳头有溢液。曾服用乳核散结片、乳癖消、平消片等药,病情好转,后又复发。月经经期3~4天,月经淋漓。自感疲乏无力,饮食可,口干、口苦,鼻干涩,手心发热,睡眠欠佳,大便不佳,有痔疮病史。检查:精神可,舌淡,体胖,边齿痕,苔黄少津,左脉细。经后10天,双乳对称,乳头、乳晕色泽无异常,左乳头略下方可触及0.5cm×0.8cm包块,质中,活动度可,有压痛。左乳内近胸骨第4肋可触及扁豆样、质中包块,无压痛,活动度可;右乳未触及肿块,腋下未及淋巴结。双乳彩超:双侧乳腺囊性增生,双侧腋窝淋巴结可探及。辨证为肝气不疏、肝肾气阴两虚,辨病为乳癖。治宜疏肝理气,益气、滋肝肾之阴。治疗:①中药。当归15g,白芍15g,川芎9g,生地15g,黄芪20g,太子参25g,香附10g,元胡10g,蒲公英30g,二花15g,肉苁蓉

15g，5 剂，水煎服，日 1 剂。②乳乐冲剂 10 袋，每次 1 袋，3 次 / 日，冲服。③知柏地黄丸，乳痛消失后服用。5 个月后患者电话复诊，回当地后服中药 5 剂，双乳发热感消失，继服乳乐冲剂和知柏地黄丸后，双乳疼痛消失。

按：该患者证属肝气不疏、肝肾气阴两虚，虚火上炎，阻于乳络，发为乳痛及灼热感，故采用疏肝理气、益气滋阴之法，以降火止痛。方中重用蒲公英、二花以清热，待灼热感消退后，再予以疏肝理气、散结止痛之乳乐冲剂，以及滋阴清热之知柏地黄丸，最终痛止，得以治愈。

例 3：陈某，女，河南驻马店人，2012 年 3 月 27 日初诊，以"双乳疼痛 3 年余"为主诉。患者 3 年来乳房疼痛，因生气诱发，经后 3 天至下次月经来持续性加重，呈胀痛灼热感、刺痛。月经周期正常，经来时伴有腹痛、腰痛。饮食、睡眠均可，大便时泻时结。伴有耳鸣，头部皮肤有麻木感。检查：精神可，舌质红，苔薄白，脉弦略数。经前 2 天，双乳对称，乳头、乳晕、乳房皮色无异常。可见乳房表层静脉曲张，右乳外上 6cm×6cm、左乳内上 6cm×6cm 变硬腺体，有压痛。辨证为肝火旺盛，辨病为乳癖。治宜清肝火、解肝郁，止痛散结。治疗：针刺，胸组 + 太冲，背组 + 肾俞，交替使用；配合口服中药，当归 15g，白芍 10g，川芎 15g，生地 15g，柴胡 10g，龙胆草 9g，蒲公英 30g，二花 15g，香附 10g，元胡 10g，3 剂，水煎服，日 1 剂。

二诊：经服药 3 剂及针刺 3 次后，自感乳房发热明显减轻，但仍疼痛。查体：正直经期，肿块明显变软缩小，双乳外上可触 4cm×4cm 质中包块。因在经期故暂停针刺，可口服中药，继用上方 5 剂。

三诊：共服中药 8 剂后，双乳烧灼感消失，但疼痛仍在，呈胀刺样疼痛，伴耳鸣，便溏。查：舌质淡红、无苔，脉弦缓。经前 11 天，双乳明显变软，双乳外上可触及 3cm×3cm 质中包块，有压痛。治疗：电针，听会、外关、屋翳、乳根、三阴交；背组 + 翳风，两组穴交替使用。配以乳乐冲剂 2 袋。每次 1 包，3 次 / 日。

四诊：经针刺及服药，双乳仍呈针刺样痛，舌质淡红，苔薄黄，脉弦。查体:经前9天,双乳对称,右乳外上可及3cm×3cm、左乳外上可及2.5cm×2.5cm包块,质略硬,无压痛。改为导入治疗,继续服用乳乐冲剂,导入后,屋翳皮内埋针。

五诊:经7次导入治疗后,口服乳乐冲剂2袋,皮内埋针3次,正值经期,双乳无疼痛,脉弦。舌淡红,无苔。查体:双乳松软,未触及肿块,无压痛。带乳乐冲剂4袋(月经干净后5天起服用),以巩固疗效。

按:该例患者,初期肝火之证较重,故针药并用,常规取穴加太冲、肾俞。中药重用公英、二花,配合降肝火、疏肝理气止痛之药。经服药8剂,针刺6次,患者乳房灼热感消失,疼痛减轻,乳房触诊,肿块明显缩小,但质较硬,故改为中药离子导入法以软坚散结止痛,配合乳房局部穴位埋针,口服乳乐冲剂疏肝理气,多法共用,最终患者痛止,肿块消散而治愈。

小结:乳房发热证,没有专门的病名,多见于乳癖患者中,此类病与乳痛表现完全不同,发热感与乳房疼痛相伴,常呈现与月经一致的周期性发作加重,乳房皮色变化不明显,无肿胀。此类乳癖患者,辨证大多为实火旺盛或虚火上炎,热扰乳络所致,故在治疗乳癖的同时,重点以清热降火,采用中药治疗,重用公英、二花、连翘等清热之品,乳房灼热感往往在服用3剂后就有减轻或消失,待热感完全消失后,再针对疼痛及肿块的特点采用针刺,或针药结合,或药物离子导入,收效甚好。

九、乳癖诊疗的九点体会

(一)乳癖较软肿块

乳癖肿块不论多大,虽疼痛剧烈甚至衣物不可触及,但只要肿块松软,针刺加电针治疗数分钟,多能即时减轻,疼痛减轻后,肿块多能变软缩小,随着针刺次数增多,疼痛肿块均可消失,8~10次为1个疗程,休息4日,再行下一疗程,一般2~3个疗程可获近期治愈。本病多在经前疼痛加重、肿块增大,如经前3日疗程已满,不要停针,可持续到月经来再停针为宜,因为经前是最佳治疗时机,如月经已来,虽不到一个疗程也应停针,因月经来潮时,本病疼痛可自行减轻或消失之故,如经期依然疼痛,可考虑继用针刺治疗。

(二)乳癖较硬肿块

影响乳癖患者疗效关键的是肿块硬度。经病理检查,此种较硬肿块多已纤维化,即现在所称的"硬化性乳腺病"。经多年临床针刺或用软坚散结的中药观察,治疗此类乳癖,不但疗程长,而且疗效欠佳。为了提高疗效,郭老特将软坚散结之药液,用导入机将液离子直接透入肿块,从而缩短了疗程,减轻了患者痛苦,提高了疗效。

(三)葡萄状及梭状肿块

凡触及乳房肿块如葡萄状,或呈散在颗粒,或呈条索状迂曲,这样的肿块多见于袋形或大形乳房,其病检多为囊性增生或导管内皮增生,用单纯的针刺获效较慢、疗程较长,可以采用针药结合的方法,提高疗效。

(四)乳癖肿块伴烧灼痛者

在诊疗中,有的病人自述乳房肿块伴有烧灼样疼痛,观察双乳皮肤略红或呈红色,乳房呈膨隆状,从脉证上未见肝火之症,用针刺治疗,获效较慢,可服清热止痛之品,提高疗效,服3~4剂后,灼热感可消失,疼痛明显减轻,肿块变软缩小,乳房皮肤色泽恢复正常。

(五)乳癖肿块与情绪变化的关系

本病的病因为肝气不舒,如情绪不快(生气),常在数分钟内发生乳房胀痛,治疗时应做好这些患者的心理疏导工作,使患者从烦恼中解脱出来,乐观地处理好事情及家庭矛盾,这样可以缓解症状。有的患者,患本病后常会出现烦躁易怒的情绪,这种情绪又会导致内分泌紊乱,从而加剧乳房疼痛。

（六）乳癖与妇科病关系

在治疗乳癖病时,应注意患者的妇科病,据国内外资料报道,患妇科病多伴发乳腺增生病,所以在治疗本病时可兼治妇科病,以求彻底治愈。

（七）乳癖病辨证施治与疗效的关系

乳癖辨治虽多以肝气不舒、冲任不调为依据,但在临床中常因个体差异、情绪变化、环境影响等,影响疾病的治疗与转归,所以在一般治疗常规中,也应重视特殊症状的存在,不能执一方或一种药而治之,也不能只用针灸而不用中药或西药,应考虑用哪种方法疗效快、费用低,只有具备这种思想,方能拓宽治疗思路,提高疗效,这也正是中医辨证施治的原则。

（八）乳房表面触诊呈菠萝状者

在多年乳腺增生病治疗实践中,也遇到一些未治愈的病例,虽然诊断明确,用各种中西药物,均未获效。从这些病例触诊中,发现其乳房腺体均较硬,整个乳房表面如菠萝表面状,呈凹凸不平状态。是否是治疗方法不对症,还是由于乳房的特殊结构所影响,望与从事乳腺病的专家一同探讨。

（九）内衣对乳腺病的影响

近年来用化纤织料制作不同形状、色泽的内衣,均用钢丝硬塑料做内衣外壳。其脱落的细小化纤可能进入乳头孔及乳房皮肤,由于乳腺是管形器官,哺乳期过后,流通排泄极慢,长期化纤积聚其内,可激活乳腺组织,成为隐患,有些内衣不是保护乳房,而是使乳房隆起,体现女性之美,将乳房长期囚禁于硬壳内衣内,而且昼夜不摘,不易清除有害物质,紧束于胸腔,不但阻碍乳房血液及淋巴液流通,而且影响呼吸。国外研究表明,长期不合理地佩戴内衣会大大增加患乳腺病的几率。笔者认为:未哺乳的青年小乳女性,以选宽松布料内衣为宜;大乳房或乳房下垂需戴时,夜间均要卸下,促使乳房血流通畅,淋巴回流无阻。临床治疗乳腺病时,发现不合理佩戴内衣者,纠其危害,更换并正确使用内衣,可防止引发乳腺病。

第二节 周围性面神经麻痹

周围性面神经麻痹,俗称"面瘫",是茎乳突孔内急性非化脓性面神经炎引起的面神经瘫痪,是临床上常见的面神经功能障碍性疾病。属于中医风中经络之"口眼歪斜"范畴。中医针灸治疗此病,有非常悠久的历史和确切疗效,郭诚杰教授在几十年的临床工作中,在继承经典基础上,结合自己的经验,提出以下观点。

一、对病因病机的认识

此病的病因病机,历代中医认为是正气不足,脉络空虚,卫外不固,冷风趁虚而入,筋络失养所致。郭诚杰教授在此基础上,总结多年的临床经验,认为面瘫的出现还与其所在部位有很大关系。因面部经常暴露于外,而其他部位却可以保护起来。因此,面部更易受到六淫邪气的侵扰。特别是正气不足、脉络空虚者,更易被邪气所扰。如在过去,司机突然打开车窗,使面部与外界的冷空气迅速接触而发病。另外,颜面部主要分布手、足阳明经(多气多血之经),以及手、足少阳经(多气少血之经),故当脉络空虚时,面部阳明经和少阳经气血逆乱,故见口眼歪斜。

郭老认为其病因主要有以下几种:

1. 热毒侵袭　如咽炎、牙龈炎、牙痛、中耳炎等面部邻近器官炎症,常常累及面部神经,而不仅仅是冷风的原因。所以各种口腔、颜面及五官的炎症除积极治疗外,平时亦应做好口腔清洁。

2. 病毒性感冒　外感疫毒邪气,邪入经络,除口眼歪斜外,常见耳后乳突疼痛及发热等症。

3. 情志　临床上还可见到因生气后出现面瘫的病例。

4. 外伤　各种外伤引起的面部骨骼受损也易导致面神经损伤,这类面瘫都有不同程度的面部外伤史。

5. 外感六淫邪气　这是周围性面瘫临床最常见的病因,初春及深秋入冬时常见此类病例。患者起病多有一侧面部受冷风的经历,老年人及婴儿常见,体虚的青年也多见。

二、辨证论治

1. 基础取穴　郭老根据"穴位所在,主治所在"和辨证取穴原则,多从患侧面部阳明经和少阳经选穴。第一组:颊车和地仓互相透刺,阳白和鱼腰透刺;第二组:下颊车和下地仓互相透刺,鱼腰和丝竹空互透,取手阳明经合谷、足厥阴经太冲。为了防止穴位适应性,以及局部皮肤受损,两组穴位需交替应用。另外在治疗时,当病初发,邪在面部经脉,经筋浅部,故用斜刺、浅刺法,仅将针刺入皮下,或达浅部肌肉层即可,以祛浮在肌表之邪气。针刺除取患侧局部穴位外,选手阳明大肠经原穴合谷,为循经远端取穴,仍效典籍"面口合谷收",以疏散风热,行面部气血而通络。翳风位于面神经管出颅附近,取之,以增疏风散邪之功。关于本穴的刺激量,多年的临床治疗体会是急性期宜小,2周后可适当增大。

2. 辨证选穴　在基本取穴的基础上,结合病人的病症表现,加减选穴,规律如下:

（1）风寒型面瘫应加上灸法,以温经散寒祛风。如感受热毒疫邪,或外感风温引起的面瘫可配用清热解毒的中药制剂,如板蓝根、大青叶等,针刺穴位取外关、昆仑。外关为手少阳三焦经的络穴、八脉交会穴,通阳维脉;昆仑为足太阳膀胱经的经穴,针刺两穴,可祛除风热疫毒之邪。

（2）内伤情志,肝气郁结者,除基础取穴外,还可配合内服活血和疏肝理气的药物,如柴胡、郁金、当归、芍药等,针药同治,促进经脉气血的通畅。

（3）外伤引起的面神经受损所致面瘫者,在伤后恢复的初、中期,及时针灸能够很好地促进神经生长,若要提高疗效,亦可在穴位上注射神经生长因子或甲钴胺等。面瘫时耳后痛者可用翳风,伴有感冒而引起头痛、耳后痛者,可用太阳、风池。

（4）在治疗过程中,根据病情给患者做好解释工作,一般的面瘫病人对疾病都有恐惧心理,特别是年轻人。应该给患者解释周围性面瘫的病因、发病过程,使患者认识到此病是临床常见的疾病之一,同时,针灸是非常有效的治疗方法,鼓励患者坚持治疗,积极配合。另外,郭诚杰教授在此病的治疗过程中,特别强调患者的饮食起居调护,如在针灸治疗期间及疾病恢复的初期,嘱患者注意面部保暖、防风,外出时有风或室外温度较低时,尽量戴口罩。平时可用手搓脸,并用热水洗脸以促进颜面部血液循环;另外,需注意预防感冒,避免劳累,起居规律,少熬夜。

三、注意事项与预后

周围性面瘫是临床常见病,早期干预效果好。郭诚杰教授认为早期治疗时应用轻刺手法,不要加电针,取穴少一些,同时告知病人病情,本病发病有一个过程,六七天后病情才能稳定,起初治疗可能没有效果,甚或加重。1周后才可用电针,电量不能太大。可据病情预测在大约几个疗程后好转,如病人面神经细胞受损多,头痛、耳后乳突痛,同时舌前1/3感觉失常,味觉消失,流眼泪,说明病情重。因面神经冠状分段下段神经中断,耳鸣,舌前1/3感觉失常,神经上段受阻出现流泪者,或多或少可遗留后遗症。

第三节　失　眠

失眠可严重危害人们的身心健康,降低生活质量。目前西医治疗失眠主要应用镇静剂,但存在较大副作用,且易形成耐药性及依赖性。郭诚杰教授经过几十年的临床实践,在中医脏腑经络理论的指导下,总结出了一套独具特色的诊疗方案。

一、对病因病机的认识

失眠症早在先秦两汉时期的中医文献中就有记载，《内经》中称为"目不瞑""不得眠""不得卧"，《难经》始称"不寐"，《中藏经》称"无眠"。总结历代医家对失眠的研究，认为失眠是因为外感或内伤等病因，致使心、肝、胆、脾、胃、肾等脏腑功能失调，心神不安，经常不得入寐的一种病证。或邪气阻滞，或气血阴阳失调，或脏腑功能紊乱，神志不宁是发生失眠的基本病机。根据失眠的临床病症特点，辨证可分为肝火扰心、心脾两虚、心肾不交、心胆虚怯、痰热内扰、胃气不和、心火炽盛等类型。郭诚杰教授认为：失眠一证，虽有虚实之分，但正气虚弱是其发病的根本，脏腑功能失调是发病的基础。随着人们生活节奏的加快，工作负担重，压力大，起居失常，积劳日久，损伤正气，影响脏腑气机。临床失眠症很多见，实证多表现为气滞、瘀血、痰火郁结；虚证多表现为阴虚、气虚、血虚。究其病机，总属本虚标实、虚实夹杂。

二、脏腑辨证治失眠

郭老认识失眠症，多从脏腑辨证，根据中医"心主神明"理论，认为失眠的病位在心，故心神扰乱是失眠的核心病机。又根据中医整体观，五脏虽各有所主，但病久累及多脏，故临床还多见除心以外的脏腑受损而致失眠者。并且，多与心同病为失眠：或见心脾失养者，或见心肾不交者，或见肝阳上扰心神、心胆虚怯者，等等。其次，虚实辨证上，郭老认为失眠中有虚证、实证之分，但以虚证多见，或气虚，或血虚，或阴虚，而临床上，失眠患者以休息不足、积劳成疾者多见，劳伤气血，故以气血虚弱不足多见。另外，从阴阳卫气营血辨证，失眠多是阴阳失调、卫气营血不和所致。

因此，郭诚杰教授治疗失眠症，以病机认识为基础，一方面调理脏腑气机，以养心安神为基本治法，根据辨证分析，或兼以健脾，或兼补肝肾，或兼疏肝解郁，兼和胃等，以达到心与他脏共治，使脏腑气机和顺的目的。另一方面,郭教授在治疗失眠症中,对于大多数偏于虚弱型的患者,治疗中多用补益之法,使心有所养,则心神自安,睡眠改善。郭教授或补气,或补血,或补阴,经脉气血充实,各有所归,则眠安。针对阴阳失调、营卫不和之失眠,治当滋阴潜阳,重镇安神。

郭诚杰教授既谙熟针灸理法,也擅长应用方药,临床上,他通常以针药结合治疗失眠,以求更快取效。在针刺穴位的选取上,一方面郭教授根据中医脏腑经络理论取穴,因他认为失眠病位在心,故针刺治疗时必选手少阴心经之原穴——神门。原穴是脏腑原气输注、留止在经脉四肢的腧穴,针刺原穴能使三焦原气通达,调节脏腑经络功能,治疗疾病。因此,针刺心经原穴可改善心的运行血脉和心主神明的功能。配合印堂穴,起到调和阴阳、畅达气机、安神助眠的功效。另外,郭诚杰教授认为失眠多为阴阳失调,心肾不交,故治失眠,神门穴还常与足少阴肾经原穴——太溪配伍,既滋补肾阴,又同神门相应,交通心肾阴阳,阴阳之气顺接,心神安定,眠自安。对于心脾血虚、肝阴不足、肝阳上扰心神者,则可选配三阴交穴,以健脾养血,补肝肾之阴。同时,为了避免在一个针刺疗程中,一组穴位重复针刺过多,郭诚杰教授通常配用两组处方,交替使用。因背为诸阳之会,又膀胱经汇聚十二经脉之气血,故另一组穴位取背部心俞穴、肝俞穴、肾俞穴,以交通阴阳,调理脏腑功能。同时,可配合头部百会穴、四神聪穴、神庭穴等,充养清窍,镇静安神。

同时,郭诚杰教授常常针刺配合中药共用治疗失眠。针刺通过调经脉气血安眠,中药方剂通过理脏腑功能安神定志,两者结合,相得益彰。郭教授辨证用药治疗失眠,擅用桂枝甘草龙骨牡蛎汤加柴胡。桂枝甘草龙骨牡蛎汤是仲景《伤寒杂病论》中的经典古方,药物组成包括:桂枝一两15g(去皮),甘草二两30g(炙),牡蛎二两30g(熬),龙骨二两30g。清代名医尤在泾在其所著的《伤寒贯珠集》中,详解此方,认为:"桂枝、甘草,以复心阳之气;牡蛎、龙骨,以安烦乱之神。"简明精要地概括了该方升降并用的特点。而清代王子接《古方选注》中方解:"桂枝、甘草、龙骨、牡蛎,其义取重于龙、牡之固涩。仍标之曰桂、甘者,盖阴纯之药,不佐阳药不灵。故龙骨、牡蛎之纯阴,须藉桂枝、甘草之清阳,然后能飞引入经,收敛浮越之火、镇固亡阳之机。"指出此方阴阳并用之妙,也符合失眠症阴阳失调、营卫不和的病机特点。另外,对于虚证失眠者,郭老则以归脾汤为基本方,健脾益气、养血养心。脾为后天之本、气血之源,心主血脉,心主神。故积劳日久,伤脾胃后天之本,后天乏源,心失所养,心神不安则失眠。治当补其不足,心得血养,心阳得气鼓动,脉中气血可按时循经行走,阴阳之气顺接,睡眠自然安稳。

总之,郭诚杰教授临床诊治失眠症,主张脏腑辨证,以虚证多见,病位在心,涉及其他脏腑;病机为脏腑功能失调,营卫不和,心神不安。治疗主张针药结合,选方用药阴阳结合,选穴远近结合,同时强调调摄情志、起居在治疗养护中的重要性。

第四节　痹　　证

痹证是中医临床常见的一种病症,《素问·痹论篇》中提出:"风寒湿三气杂至,合而为痹也。其风气胜者为行痹,寒气胜者为痛痹,湿气胜者为着痹也。"说明痹证的外因主要与风、寒、湿邪有关。"邪之所凑,其气必虚",郭老认为痹证发病基础首先是人体禀赋不足,素体气虚,或因饮食、起居失于调节,引起气血不足,肌肤失养,腠理空虚,卫外不固,外邪易于入侵,阻塞气血经络,留注经络、关节、肌肉,而致本病。可见正虚于内是发病的根本因素。因此,痹证的病机是以气血亏虚、肝肾不足为本,风寒湿热及瘀血痰浊之邪为标的本虚标实之证。在此基础上,郭老提出痹证的治疗应注重扶正培本。

在取穴方面,郭老认为既要注重补益先天,又要滋养后天,常取手三里、足三里、肾俞等具有补养作用的腧穴,同时根据痹证的发生部位,选取相应的腧穴以通络止痹痛。在组穴方面,郭老注重背部背俞穴的应用,认为通过对背俞穴的刺激,可以调理脏腑,扶助正气,正气强才易祛邪外出,痹痛自消。因此,常采用分组取穴,前后顾及,交替使用,同时,由于相邻两次针刺的穴位不在同一处，可以避免患者对针刺产生耐受，同时患者也容易接受。

在治疗方法方面，郭老善用针刺，但也常配合灸法及拔罐法。郭老认为，针刺通过补泻手法可以达到补虚泻实之效，灸法和拔罐法可以温通，疏导经气，使凝滞之寒邪得以温化，多种方法配合应用，共同达到扶正培本、祛邪温通之效。

典型病例：

郝某，女，58 岁，呼和浩特市人，2011 年 8 月 16 日初诊。以"颈、肩、腰、背疼痛反复发作 3 年余"为主诉。患者 3 年前无明显诱因出现颈、肩部疼痛，随后出现腰背部疼痛，反复发作，多在劳累、天气变化时发作或加重，伴四肢关节活动不利、疼痛。手指小关节于冬季常引发疼痛。血压常在颈椎病发作时升高。饮食可，睡眠一般，二便正常。已绝经 10 年。曾查风湿因子为"阳性"。经中药、针灸治疗，效果不显。查体：精神可，舌质淡，体瘦，苔薄白，脉沉细。两手中指近指关节肿大（左手明显）。颈椎 X 线片示：颈椎 4~6 骨质增生。诊断：痹证。

辨证：气血亏损，寒湿阻络。治则：通经活络，调和气血。治疗：针刺：①手三里、后溪、足三里、三阴交；②颈夹脊 4~5、风门、肩外俞、肾俞、昆仑。手三里、足三里、三阴交、肾俞针用补法，风门用泻法，余穴采用平补平泻，两组穴位交替使用。针后，在风门、肩外俞、肾俞予以加拔火罐，以皮肤呈现紫黯红色即可，约 15 分钟。共治疗 10 次。经一个疗程治疗后，患者述颈、肩等部位的疼痛较前明显好转，效不更方，继用上法再治疗一个疗程。患者自述经过 2 个疗程的治疗，疼痛已消，痊愈。

按语：本案中患者出现多部位疼痛，且常于劳累、天气变化时发作或加重，从症状及舌脉等辨证为气血亏损，寒湿阻络。故选穴取手三里、足三里、三阴交、肾俞以补益气血，滋养肝肾；取风门以祛风；后溪、手三里、颈夹脊、肩外俞、昆仑以通经活络止痛。针后采用拔罐法以疏通经络、温化寒邪，最终达到痛消病愈。

第五节 月 经 不 调

《内经》云:"妇人之生,有余于气,不足于血,以其数脱血也。"揭示了妇人以血为本的生理特点和容易发生"气血失调"的病因病机。郭老治疗月经病强调肝的作用,正如叶天士《临证指南医案》所云:"女子以肝为先天。"肝藏血,主疏泄,体阴而用阳,冲脉附于肝,因此肝脏的功能与女子月经调节有密切关系。肝气条达则血脉通畅,经期如常;肝气郁结,血脉瘀滞,冲任不能相滋则月经异常。同时郭老认为,气血不足是月经不调的又一大病机,故将月经不调分为:气滞血瘀,肝郁血虚,气血亏虚等三型。

1. 气滞血瘀 多因肝气郁滞,失其条达,气机不利,气不行血,而致气滞血瘀,不通则痛。临床常表现为胸胁胀闷,或走窜疼痛,乳房胀痛,急躁易怒,胁下痞块,刺痛拒按,痛经,甚至月经闭止,经色紫黯有块,舌质黯或见瘀斑,脉涩。郭老多予以疏肝理气、通经止痛之法。临床多选取针刺治疗,穴取三阴交、太冲、地机、子宫。

2. 肝郁血虚 多因七情内伤,肝气郁结,横犯脾胃,脾气不升,气血不生,营虚血少,或素体先天不足,精血不足,又被情志所伤。临床表现为情志抑郁或易怒,乳房疼痛,且面色无华、萎黄,皮肤干燥,毛发枯萎,视物昏花,手足麻木,失眠多梦,健忘心悸,精神恍惚。以养血和血、疏肝解郁为法,采用针药结合。穴取阳陵泉、地机、三阴交、太冲、子宫等穴,药用四物汤加郁金、川楝子、香附等疏肝解郁之味。

3. 气血亏虚 多因禀赋虚弱,过劳,或饮食不节,损伤脾胃,化源不足所致。症见困乏无力,面目浮肿,纳差,便溏,月经量少,或量多,经期延长,易感冒,自汗出。治以养血补气。多采用中药治疗,方以圣愈汤为主。

月经不调伴有寒邪外袭者,针后多在关元处施以灸法,汤药中加艾叶以温经散寒;伴有乳房疼痛者,多配合针刺胸组的屋翳、乳根、合谷,背组的肩井、天宗、肝俞,以疏肝解郁,通络止痛;情志不舒,发为烦虑,需养心安神,中药以茯神、远志、酸枣仁主之。

第六节 单纯性乳头瘙痒症

乳头瘙痒症是以患者乳头部位瘙痒为主要特征的病症,目前国内外尚无统一的病症名称。本症单、双侧乳房均可发生,可单纯而作,亦可见于乳头皲裂、乳头溢液、乳头湿疹及乳头局部化脓性等病变中,以40~60岁的女性好发。郭老多来应用放血疗法治疗乳头瘙痒症,效果不错。

1. 临床特点 单侧或双侧乳头瘙痒,呈阵发性或持续性,或持续性瘙痒而阵发性加重,严重者瘙痒难以忍受,不可近衣、触及,或伴有乳房局部微痛,烦躁不安,甚至影响睡眠。检查乳头、乳晕色泽、形态无明显异常。

2. 治疗方法

(1)针具:中号或小号三棱针。

(2)放血部位:患侧乳头。

(3)消毒:先用清温水擦洗被刺乳头、乳晕2~3遍,再用碘伏由中央向外周消毒乳头、乳晕3~4次,每次直径不小于5cm;针具、操作者手指常规消毒。

(4)操作与疗程:医生左手拇指与食中二指呈"八"字形放在被针部位两侧,同时对捏并固定乳头,右手拇、食、中三指夹持三棱针针柄,从乳头中央、左右两侧或其上下直刺0.3~0.5cm深(一般1次为3针,最多不超过5针),快刺速出,左手放开、捏挤乳头,反复4~5次,每次均可挤出血液少许,用消毒棉签擦去即可。并嘱患者保持乳头局部卫生,治疗当日不宜洗澡。3~4天治疗1次,最多不超过6次。

3. 按语 瘙痒是患者的自觉症状,一般认为与疼痛为同一神经传导,痛的阈下刺激可为痒,痒为痛之渐,痛为痒之剧。痒的发生机制尚不十分清楚,有研究证实人体存在包括皮肤致痒因子、瘙痒的选择性受体、传入神经纤维和中枢神经系统瘙痒反射的特定区域在内的皮肤瘙痒系统。

对于瘙痒,郭老认为:一是因风而致,或为风寒,或为风热,或风邪化热而热毒内生,邪伏血分,治宜辛散风寒或疏散风热、清热解毒为法,方药中最宜加入适量养血、凉血之品,使邪透里达表,营卫调和,气血充盈、畅达。二是燥热伤血而痒,此思想与《外科证治全书》之"燥热生风,肝家血虚,不可妄投风药"一致,治应清热润燥,佐以养血。三是血虚而作,治当重在补血,血充则血络满盈,肌肤濡润而痒自消。这三者均含"治风先治血,血行风自灭"之意,即在瘙痒症论治中,应特别重视养血、补血。四是乳头瘙痒主要为乳头局部气郁血滞所为,乳头位居乳房中央,为乳汁汇聚之处,色青属肝,其常态及功能的发挥均与肝之疏泄关系密切,肝以舒畅条达而恶抑郁为特性,若情志不畅,肝郁气滞而失条达,则乳头气机郁阻,局部血行不畅而痒生。故治疗本症,郭老提出乳头局部活血通络法,血畅络通,局部气机方可条达,即治痒当活血,血活郁必解,郁解痒自除。依据《内经》"菀陈则除之,出恶血也"和"刺络者,刺小络之血脉也"之法,用三棱针直刺乳头瘙痒局部,放出少量血液,可活血解郁而止痒,且见效快,便于操作。

第七节　浆细胞性乳腺炎

浆细胞性乳腺炎是一种以乳腺导管扩张、浆细胞浸润为病变基础的慢性非细菌性感染的乳腺化脓性疾病,据文献报道,其发病率约占乳腺疾病的 4.1%~5.5%。多在非哺乳期、非妊娠期发病,常有乳头凹陷或溢乳,初起肿块多位于乳晕部,化脓溃破后脓中夹有脂质样物,易成慢性,反复发作,瘘管形成,经久难愈。目前手术是其主要的治疗手段,但多次手术可影响乳房外形美观,同时给患者带来一定的身心伤害。

郭老总结前人经验,结合自己多年临床实践,认为其发病原因主要是肝气不舒、情志不畅,或(和)饮食厚味、胃中积热、肝胃失和、肝气不得疏泄,与阳明之热蕴结,以致经络阻塞、乳络失宣、气血瘀滞,聚结成块,日久化热,热盛肉腐,酿而成脓。临床分为未溃破成脓期和成脓溃破期。前者乳晕范围内红肿热痛,包块边缘不是很清晰,治疗应以清热解毒、逐瘀排脓、散结消肿为主。成脓溃破期有乳房肿块,并与皮肤粘连,或肿块不大而硬结,乳头回缩,乳晕皮肤及乳头瘘管形成,流出的脓液夹有粉渣样物,反复而缠绵难愈,该期应以消肿排脓、托毒生肌、培补本元、促其早敛为主。

（一）浆细胞性乳腺炎初期

高某,女,42 岁,因左侧乳房包块疼痛 4 个月,于 2011 年 3 月 16 日初诊。自述 2 个月前无明原因出现左侧乳房局部隐痛不适,并无意间扪及一包块,无发热寒战。就诊于咸阳市某医院,做 B 超结合钼靶检查,诊为"浆细胞性乳腺炎",病人要求中医治疗,随即来诊。就诊时左侧乳房局部红肿胀痛,伴心烦不宁,梦多且易醒,大便干结,小便溲黄;舌红,苔黄,脉细滑,月经正常。患者追述近几年生活压力大。查体:左乳房右上象限距乳头约 1cm 处有一包块,约 9cm×7cm×1cm 大小,表面可扪及 2 个结节,分别约 0.6cm×0.8cm×0.7cm 大小,包块形状不规则,边缘欠清晰,与胸壁无粘连,触痛明显,无液波感,质地中等。中医诊断:粉刺性乳痈;西医诊断:浆细胞性乳腺炎。辨证属肝经郁热,热毒壅聚,气滞血瘀。拟清热解毒、逐瘀排脓、散结消肿法治疗。

治疗:①内服方药。夏枯草 30g,蒲公英 30g,天花粉 15g,白芷 12g,浙贝母 15g,土茯苓 15g,生地 15g,玄参 15g,桃仁 15g,乳香 15g,没药 15g,皂角刺 30g,鳖甲(先煎)15g,黄芪 30g,川楝子 15g,甘草 10g,冬瓜仁 30g,7 剂,水煎服,每日 1 剂,每日 2 次,每次 400ml。②局部外用。芦荟捣汁外敷。

二诊(2011 年 3 月 23 日):服药后左侧乳房肿痛减轻,包块缩小不明显,中等硬度,余症减轻,前方获效,续服 2 周,继用芦荟外敷。经期停药。

三诊(2011 年 4 月 6 日):乳房疼痛减轻,包块变软,续以前方 2 周。

四诊(2011 年 4 月 20 日):上药服至第 10 剂,乳房包块发红处破溃,有脓性液体流出,量不多。就诊时挤压有少量淡血水流出,包块变软,约缩小 2/3。前方有效,加入砂仁、乌药、干姜等温阳健脾之药以扶正气,内服治疗3周。

五诊(2011年5月13日):伤口已愈合,挤压无流液,乳房皮色不红,压痛不明显,包块约拇指尖大小,前方去土茯苓、乳香、没药、冬瓜仁、夏枯草、蒲公英,加荔枝核、海藻、昆布各15g,生牡蛎30g,治疗2个月。月经期停药。

六诊(2011年7月11日):左乳房仅能触及黄豆大小结节1个,无触痛,余症均明显缓解,上方续调1个月,停药。随访未复发。

按语:本例患者平时生活压力大,精神紧张,肝气郁结,经络阻滞,气血瘀阻,聚结成块,蒸酿肉腐,而成脓肿,故乳房红肿疼痛;热扰心神,热灼津伤则多梦易醒,心烦不宁,便结溲黄。方中重用夏枯草、蒲公英、冬瓜仁,配天花粉、白芷、土茯苓、浙贝母清热解毒、消肿散结、排脓止痛;生地黄、玄参养阴生津,配苦寒清热除湿诸药,使湿热得除而阴不伤;皂角刺、鳖甲通行经络,透脓溃坚;桃仁、乳香、没药活血散瘀,消肿止痛,桃仁兼以润肠通便;黄芪补气,而有托毒生肌之功;川楝子行气止痛;甘草缓急止痛,调和诸药,故收清热解毒、消肿溃坚、活血止痛之功;当热毒之邪解除,加重软坚散结之品而获全效。

(二)浆细胞性乳腺炎破溃期

陈某,38岁,2012年9月11日前来就诊,主诉:左乳肿块2月余,破溃1个月,伴粉渣样物流出。2个月前左乳出现肿块,1个月后左乳下破溃,流黄水,疼痛如刺,近20天来,发烧,体温38℃,纳差,精神时好时坏。1周前在我院皮肤病科住院,行左乳切开引流。近一次月经提前。面色黄,神情疲倦,舌质不红活,苔黄,脉沉细。追诉患者素性抑郁。专科查体:左乳切开1周,左乳头、乳晕周围皮肤黑黯、肿胀,左乳外上可触及6cm×6cm肿块,外下有两切口引流。切口上可见皮肤突起硬结。实验室检查:活组织病检:浆细胞性乳腺炎。病理:细菌培养为"无菌生长",中医诊断:粉刺性乳痈,脾虚肝郁,郁而化热,酿久成脓。治则:扶正,清热祛邪,疏肝健脾,软坚散结。治疗:①方药。黄芪30g,党参30g,白术10g,蒲公英30g,二花20g,夏枯草15g,昆布15g,陈皮9g,浙贝母12g,海藻 15g，丹参 15g，当归 15g。3 剂，水煎服，日 1 剂。②中药外敷。芦荟捣汁外用。

二诊（2012 年 9 月 14 日）：经服药 3 剂后，左乳肿块明显变软变小，疼痛减轻，精神较前好转。舌淡红，苔薄白，脉细数。治疗初见效果。予：①上方去丹参，加山慈菇 10g，4 剂，水煎服，日 1 剂；②继用芦荟外敷。

三诊（2012 年 9 月 18 日）：双乳疼痛有所减轻，时有头晕，心悸，心慌。血压 110/80mmHg，面色黄，舌质淡红，苔白，脉沉细数。查体：左乳外上肿块较上次未缩小，外见局部 1cm×1cm 突起，按压呈凹陷状。方药：黄芪 30g，党参 30g，当归 15g，赤芍 15g，公英 20g，二花 20g，浙贝母 10g，三棱 10g，莪术 10g，焦三仙各 15g。5 剂，水煎服。并于局部马齿苋捣烂外敷。

四诊（2012 年 11 月 9 日）：肿块基本消失，手术伤口再无血性溢液，饮食可、眠可。查：精神可，面色较前明显好转，呈黄色、润（原面色黄胀、灰），舌质淡红，苔白，脉缓，左乳伤口无溢液，瘘道仍有流脓现象，其周围质较硬如鼻尖。予中药：黄芪 30g，乳香 12g，没药 12g，瓜蒌 8g，皂刺 15g，夏枯草 15g，土贝母 10g，甘草 30g，当归 30g，滑石 30g，杜仲 15g，5 剂，水煎服。以加强软坚散结作用。

按语：《类证治裁·乳证》有言："乳症多主肝胃心脾，以乳头属肝经，乳房属阳明胃经"，"脾胃经脉布于两乳"。从经络循行上来看，乳房位于肝经、脾胃之大络循行处。本例患者为中青年妇女，脾胃气虚，素性抑郁，肝气郁结，气滞血瘀，日久成块，郁而化热，酿肉成脓，破溃成瘘。郭诚杰教授遵循"坚者削之""热者寒之""结者散之"的原则，拟蒲公英、金银花、夏枯草清热解毒、消肿排脓；丹参、当归、海藻、昆布、浙贝凉血活血，软坚散结；另外，患者脾胃气虚，加黄芪、白术、党参、陈皮健脾益气，扶正攻邪，托毒排脓，毒随脓泄，腐祛新生，全方共济清热解毒、消肿排脓、软坚散结之功。马齿苋、芦荟捣烂外敷更有助于软坚散结，消毒排脓。

以上为两个不同时期浆细胞性乳腺炎案例，临床症状、个体表现不同,治疗也略有所异:案例一为发病初期,包块已形成未溃,属实证,应以清热解毒、消肿溃坚、活血止痛治疗,待脓排腐去,予扶正托毒、软坚散结,促其收敛获效。案例二为脓肿溃破期就诊,流液不止,瘘管反复不愈,是热毒未尽,久病气血皆虚,痈疡难敛,属正虚邪实证,故治疗先按成脓期清热解毒、消肿排脓、扶正托毒;待热解脓除,局部包块肿硬微痛,苔薄白,属气血凝结,改以健脾益胃、散寒通滞、消癥散结取效。

第八节　用药遣方经验

一、黄芪

黄芪味甘,性微温,善于益气升阳,固表敛汗,托毒生肌,利水消肿,郭老对黄芪的临床应用十分广泛,继承中又有创新,其用炮制(或生用,或蜜炙,或盐炒,或酒浸)有考究,用量(大、中、小)有法度,煎服遵症情,据证遣用,得心应手,效如桴鼓。

(一)剂量偏小,功于助行

郭老认为,临床大凡黄芪用量在15g以下者,补益效应偏小,其作用主要在于协助补气、助气行血、托里排毒和强身保健四个方面。

1. 气虚不甚,力在助补　临床凡精神不振,稍有倦怠乏力,呼吸觉短,脘腹虚胀,少食便稀,身体微肿的轻型肺气虚、脾气虚、脾肺气虚的患者,治当补脾益肺。郭老认为,其补速不宜过快,补量不宜过猛,最适缓补,药味宜少,药量宜小,常用党参、人参、白术、茯苓、山药、黄精之类,以四君子汤、六君子汤、参苓白术散等为代表,郭老常在这些方药中加入6~12g小剂量的炙黄芪,与其他药物同煎同服,常常收到较佳疗效。郭老认为小剂量的炙黄芪有助于补气药物更好地发挥效用。

2. 血虚之证,补血行血　郭老认为,黄芪虽主以补气为功,然而于血虚患者治疗中加入少量黄芪,可起到补血、助气行血之效。气与血关系密切,古有"气为血之帅,血为气之母"之说。《难经本义》云:"气中有血,血中有气,气与血不可须臾相离,乃阴阳互根,自然之理也。"气旺则血充,气虚则血少,同时气推血行,正如《血证论·阴阳水火气血论》所云:"运血者,即是气。"《素问·五脏生成论》:"气行乃血流。"故郭老临床治疗血虚诸疾时,必在补血方药,如四物汤、胶艾四物汤、圣愈汤等中加入黄芪以补血行血,提高疗效。

3. 辅佐正气,托里排毒 郭老治疗中后期乳痈(含浆细胞性乳腺炎)及其他痈肿疮疡者,或其早期而正气虚者,均在清热解毒、消肿散结的方药中加用小剂量生黄芪,取其托里排毒、辅佐正气之意,其用量多不超过12g。如治疗39岁王姓患者,产后1个月因乳汁瘀积,右乳结块、疼痛,1周后右乳头下方3cm处结块较硬,局部微红,肿胀,发热,疼痛加重,考虑孩子正在喂奶不愿内服药物,经外院外敷药物治疗1个月,疼痛有所减轻,余症如故。郭老察患者精神可,舌红苔薄黄,脉弦数。乳房局部红肿发热,肿块变软,为乳痈脓已成而未溃破,遂处以生黄芪12g,当归9g,川芎9g,瓜蒌15g,赤芍9g,白芍9g,皂刺6g,炒山甲4g,蜂房6g,连翘12g,蒲公英15g,生甘草3g。服3剂后局部溃破,疼痛显著减轻,热退肿消,后生黄芪增至15g,加减服6剂而愈。

4. 泡水煮粥,强身健体 黄芪不仅是名药,更是强身健体的上等补品。"常饮黄芪水,强身又健体;常喝黄芪汤,身体保健康"是郭老的口头禅。他常用黄芪5~10g泡水代茶频饮,解除困乏,消除疲劳,健身防病。对于气虚体质,表现为易疲倦、出汗、经常感冒者,诉其常服黄芪水或黄芪精,也可做黄芪药粥食用,郭老推崇黄芪粳米粥(黄芪10~12g,粳米40~50g,大枣10枚,熬粥,可小补中气,强身健体)、黄芪枸杞猪骨汤(黄芪15~20g,山药15~20g,枸杞15~20g,猪骨数块、薏仁15~20g,红枣5~10枚,可益气健胃,强腰补肾)等,长期食用,必收其效。

(二)中等剂量,补气效著

郭老认为黄芪临床用量在18~30g时,补气效应才能显见,此剂量主要治疗因气虚显著而致的头晕、水肿等病症。郭老认为,气虚较甚者,用药当首选炙黄芪,因为炙黄芪为补气要药,以补脾肺之气见长,今气虚明显,必速补峻补,方能速捷力显,若用量偏小,则药力不足,杯水车薪,延误病情。同时强调黄芪应单独水煎,这样独具其身,补气力强,再与其他药汤兑服,其效优于合煎。

郭老治疗低血压性头晕,常在补血补气药中加入炙黄芪 20~30g,其补力大为增强。2012 年 9 月 6 日治一头晕 5 年女性患者,每逢月经期、劳累、熬夜后加重,视物昏花,头脑昏蒙不清,时伴恶心,失眠多梦,舌淡苔薄白,脉沉细无力。多次测定血压 70~80/50~60mmHg。处方:党参 15g,白术 12g,茯苓 10g,黄精 12g,阿胶 6g,天麻 10g,当归 12g,川芎 10g,熟地 10g,白芍 10g,麦冬 10g,五味子 10g,大枣 6 枚。9 月 13 日复诊,诉其服 6 剂后诸症变化不明显。郭老依前方仅加一味炙黄芪 30g,并嘱单煎兑服。3 剂后复诊,前诉症状明显好转,再服 20 余剂诸症消失。

郭老临床治疗气虚水肿,多尊崇张景岳“凡水肿等证乃肺、脾、肾相干之病,盖水为至阴,故其本在肾;水化于气,故其标在肺,水惟畏土,故其制在脾”之说,认为水肿多为肺脾肾三脏气虚所致,肺气虚不能通调水道,脾气虚失于运化水湿,肾气虚水无所主。黄芪补气而利水消肿,适用于气虚水肿之小便不利,其典型代表则是《金匮要略》中的防己黄芪汤。郭老临床常喜生品,剂量一般为 20~30g。如一双下肢凹陷性水肿五六年,午后加重,夜尿多,少汗,乏力纳差,食后脘腹胀满,时轻时重的患者,多方求医效果不佳,郭老给予防己黄芪汤加味治疗,其中生芪用量 30g,连服 6 剂,浮肿明显消退,后以此方稍做化裁治疗月余病愈。

(三)欲起沉疴,重用其量

郭老认为,重用黄芪之量才可发挥升举下陷、固气摄脱和益气通脉之效。凡临床中气下陷、失于升提的各种内脏下垂(胃下垂、肾下垂、子宫脱垂、脱肛等),吐血、衄血、便血、尿血、皮下及内脏各种出血等之脾气虚衰、失于统摄和气虚血瘀、脉络不通之中风偏枯、手足不遂,肺气虚弱、卫表失固之体虚自汗、气阴两虚之盗汗诸证,只有重用其量,才有可能挽危候,起沉疴。

1. 重补中气,升举下陷 黄芪味轻性浮,秉善升发,既能补益肺脾之气,又善升举下陷阳气,为益气升阳之要药。《本草正义》云:"黄芪,补益中土,温养脾胃,凡中气不振、脾土虚弱,清气下陷者最宜。"张锡纯云:"黄芪既善补气,又善升气。"李东垣创立的"益胃升阳"法以补中益气汤为代表流传千古,方中以黄芪为君药补中升阳。郭老临证凡中气虚衰、气虚下陷之脏器下垂、脱肛者皆重用黄芪,一般用量为40~60g,以益气升提,举陷固摄,恢复中焦气机。2013年9月12日治一42岁女性患者,患双侧肾下垂2年,方药:炙黄芪60g(煎汤兑服),党参15g,炒白术12g,茯苓10g,山药10g,柴胡10g,升麻10g,陈皮10g,砂仁10g,川断30g,熟地12g,牛膝10g,炒麦芽30g,炙甘草5g。连服20剂,自觉精神好转,乏力、纳差、腰部下垂、困顿感明显减轻,继服原方,其用量略作调整,共服40剂后,精神可,乏力、纳差、腰部下垂、困顿感消失,彩色B超检查:双侧肾脏位置恢复正常。

2. 气虚崩漏,益气固冲 郭老对气虚、气不摄血之各种出血,包括妇女崩漏,治疗以健脾益气、摄血固冲之法,以归脾汤为主方施治,方中重用生黄芪,用量多为30~60g。例如:边某,女,36岁,2014年3月10日就诊(月经第3天)。主诉:半年前因连续加班劳累后阴道突然大量出血,随即去当地医院给予止血、输液治疗后血止。近半年来每次月经周期和行经时间均延长,分别为40~50天、10~15天不等,且于非月经期间阴道时有出血,点滴而下,血色鲜红,无块,伴有面色萎黄,头晕目眩,心慌气短,困倦无力,失眠多梦,汗出,舌淡少苔,脉细弱略数。郭老诊断为崩漏,其证型为气虚失统,阴血亏少。治宜健脾益气,养血固冲。方药:生黄芪40g(单煎兑服),党参20g,白芍12g,当归15g,熟地12g,川芎12g,炒白术12g,川断15g,炒蒲黄6g,阿胶8g(烊化),地榆炭15g,炙甘草5g,水煎服。服上方3剂后阴道仅见点滴出血,继用上方3剂月经干净,但仍感神疲困倦,说话无力,心慌,眠差,腰酸,脉沉细无力。宜益气健脾,养心补肾。生黄芪、炙黄芪各30g(合煎兑服),党参20g,炒白术 15g,山药 12g,白芍 12g,当归 15g,熟地 15g,川芎 12g,肉桂 2g,炒枣仁 20g,茯神 20g,川断 20g,菟丝子 12g,炙甘草 3g,大枣 6 枚,服 15 剂,诸症基本消除,继用 17 日方 10 剂以巩固疗效,随访 3 个月,疗效满意。

3. 中风偏枯,补气活血　黄芪益气作用人所共知,然其也具活血通络之功。《名医别录》载黄芪可"逐五脏间恶血"。《本经逢原》述黄芪能"调通血脉,流行经络,可无碍无壅滞也"。清代王清任更是气虚血瘀理论用于临床的典范,创立的"补阳还五汤"为治疗中风偏瘫的代表方,方中生黄芪为主药,用量达 120g。大量研究资料表明,足量的黄芪是补阳还五汤治疗中风取得疗效的重要保证。郭老非常赞赏、推崇王氏中风气虚血瘀论,临床凡见半身不遂皆以补阳还五汤加减治疗,其中黄芪用量少则 60g,多则 120g,其新病者用量较少,后遗症期和恢复期用量均较大;偏瘫之上下肢可动者用量偏少,不动、难动者用量偏大;无气虚者用量较轻,气虚明显者重用其量;血压正常或偏低者重用,血压偏高者轻用(配合服用降压药)。郭老曾治一左侧上下肢偏瘫两年、伴肌肉明显萎缩的患者,以益气活血、祛瘀通络为法,补阳还五汤加减治疗,其中生黄芪 120g,一日 1 剂,并嘱每日坚持康复训练,半个月后瘫痪侧知觉、运动较前稍有好转。继用上方随症加减治疗 3 个月,患者生活可自理。

4. 固摄卫气,益气敛汗　黄芪能固表止汗,其作用如《内经》所云:"卫气者,所以温分肉,充皮毛,肥腠理,而司开合也。"卫气虚弱,腠理失固,则见自汗、盗汗、黄汗、战汗、产后汗出不止。郭老治汗证常以玉屏风散加味,其中黄芪用量都在 50g 以上,有的高达 100g。

患者李某,因一次感冒后,5 年来静时汗出,动则尤甚,稍有重体力劳动则大汗淋漓,伴恶风、乏力、便溏、舌淡、脉沉无力。当地中医医院给予固表止汗、养阴敛汗治疗,效果均不佳。脉证合参,郭老辨证为脾肺气虚,卫外不固,营阴外泄,治当补脾益肺,敛阴止汗。方药:生黄芪 80g,防风 12g,白术 15g,党参 12g,麻黄根 12g,五味子 12g,浮小麦一把,服 14 剂后,自述自汗明显减少。继用该方加减治疗,生黄芪用量在 60~80g,前后共服 30 余剂,诸症消失,半年后随访疗效巩固。

二、细辛

1. **药性** 细辛为马兜铃科细辛属植物细辛的根,其首载于《神农本草经》,被列为上品,载:"细辛,气味辛、温,无毒。主咳逆上气,头痛脑动,百节拘挛,风湿痹痛,死肌。"陶弘景:细辛可"温中下气,破痰,利水道,开胸中滞结……含之去口臭"。张元素:"治少阴头痛如神,亦止诸阳头痛,诸风通用之。"黄元御:"降冲逆而止咳,趋寒湿而荡浊,最清气道兼通水源。"郭老总结各医家之论,结合自己多年的临床实践,认为细辛具有较好的蠲痹通阳、散寒止痛、宣通鼻窍、温肺化饮的作用,可以应用于肺系疾病、痹证及各类痛症等。

2. **毒性** 宋代陈承《本草别说》:"细辛若单用末,不可过半钱,多则气闭塞……不通者死。"这是超量服用细辛引起中毒的首次记载。现代药理研究证实,细辛中主要含挥发油(2.7%~3.0%),其药用有效成分为甲基丁香酚(60%),其中黄樟醚(8.0%)为主要有毒成分。若用于汤剂,由于黄樟醚的挥发性胜于甲基丁香酚,因此在煎煮超过半小时以后,黄樟醚的含量已下降至 2%,此量已不会引起人体中毒反应。许多医生都会以"细辛不过钱""有毒"等用量较小(一般 3g 左右)。郭老认为,这是对细辛的误读误解,细辛虽有毒性,但在严格用量、合理的煎煮方法,特别是在辨证准确与合理配伍下应用,则安全效佳。

3. **适应证** 郭老临床应用细辛除治疗外感风寒之证外,还常用于寒阻鼻窍、寒饮停肺、四肢末端冷痛、风湿痹痛、脏寒痹阻等重症、顽症。

(1)蠲痹止痛:细辛辛香走窜,善于祛风散寒除湿,蠲痹止痛效佳,为治疗痹证要药。常与附子、川乌、羌活、独活、黄芪、桂枝等同用,治疗风湿性关节炎、类风湿关节炎,多重用细辛。认为细辛用于痹证,是针对寒湿阻滞而发挥作用的。本病多为机体遭受风寒湿邪,寒湿偏盛,凝着关节,久滞经络,不通则痛。《本草正义》:"细辛,芳香最烈……旁达百骸,无微不至,内之宣络脉而疏通关节,外之行孔窍而达肌肤。"

(2)温经通脉:细辛香散温通,气胜味烈,能祛脏腑经络之寒,温经止痛,治疗脏寒痹阻之症。《本草正义》:"细辛,芳香最烈,其性辛窜燥烈,上能开肺,中能暖胃,下能温肾。"刘河间:"细辛气温,味大辛……气厚于味,入足厥阴、少阴血分……温少阴之经,散水气以去内寒。"

细辛与当归、益母草、香附、白芍等同用可治疗顽固性痛经,对于证属寒滞胞脉、气滞血瘀型的痛经,郭老认为在活血通经药的基础上配伍细辛可起引经之功,并增强温经散寒、行滞止痛的功效,当归、益母草活血调经,香附疏达气机,白芍缓急止痛。另外,对于四肢厥冷之证,郭老常应用细辛配伍桂枝、黄芪、附子、当归等通脉温经回厥。

对于疼痛较重、无热象且偏寒之乳腺增生病,郭老强调对症治疗,根据证候选择配伍,往往服药2~3剂后能达到明显的止痛效果。另外,郭老常用细辛、元胡、五倍子按比例研末,醋调糊状外敷患处皮肤。郭老认为,细辛内服用于乳腺增生病,有较好的温通经脉、通络止痛之效,外用则可散结消块。

(3)宣通鼻窍:细辛辛散温通,芳香透达,通鼻窍之力卓著。《本草经》:"久服明目,利九窍。"陶弘景谓:"除喉痹,鼻不闻香臭。"郭老临床应用多配伍益气、温经、解表之药,以固表、宣肺、开窍,治疗过敏性鼻炎。认为本病主要为风寒外侵于鼻,内犯肺脏,肺窍不通则见鼻塞、流涕及喷嚏等症,《景岳全书·鼻症》:"凡早风寒而鼻塞者,以寒闭腠理,则经络壅塞,而多鼽嚏。"《明医要诀》:"清涕者,肺冷肺寒所致。"《诸病源候论》:"夫津液涕唾得热即干燥,得冷则流溢不能自收,肺气通于鼻,其脏有冷,冷随气入,乘于鼻,故使津液不能自收。"应用细辛脏窍兼顾,肺鼻同治,以发挥其辛温发散、通开鼻窍之功。

(4)温肺化饮:郭老认为,大凡辨证属于水饮停肺、寒饮射肺所致之咳喘均须应用细辛。这与《本草经》"主咳逆上气",明代杜文燮"肺气赖辛以通畅,则渗下之官得令,所以能利水道"的认识一致。①与麻黄、桂枝、干姜等同用治疗咳嗽:细辛用于治疗外寒内饮之咳嗽始于医圣仲景之小青龙汤,郭老认为此型咳嗽必用小青龙汤治疗,方中细辛辛散温燥,既入肺经外散表寒,又入肾经温化里寒,当重用细辛。常配伍干姜温肺化饮,助麻、桂解表,配伍五味子敛气,白芍和营,半夏降逆,甘草调和诸药,共奏解表化饮之功。②与茯苓、干姜、五味子等同用治疗哮喘:对于偏于寒盛或纯系寒痰停饮射肺的寒哮病,郭老常用仲景之苓甘五味姜辛汤,认为寒哮乃寒痰胶滞,气失升降,而导致咳嗽胸满、气逆喘急之症,方中细辛通阳平喘,配伍干姜加强温肺散寒之效,高照当空,阴霾自化,则气之升降可复矣,配伍五味子敛肺止咳,以防止细辛辛散伤肺,茯苓渗湿,以阻其生痰,甘草和中,郭老用此方加减治疗哮喘偏寒者常取得满意效果。

4. 用法及用量　郭老临床使用细辛均为辽细辛的根,并在煎服方法与剂量方面有丰富的用药经验。他认为"细辛不过钱"之说,是指在用单味细辛或入丸散剂时的用量,若入汤剂服用,则可根据患者体质状况、主证、兼证等,不必拘泥于此,否则难以奏效。为了降低其毒性,必须增加煎煮时间。①内服:如治疗寒性疼痛,将细辛研末,用已煎的汤剂冲服或吞服,其量必须控制在 1~3g;若治疗风寒头痛、牙痛、过敏性鼻炎、三叉神经痛等位于头面部的疾患,一般用量为 3~6g,嘱患者将细辛与其他药同煮同服;若用于体质偏寒无热象,且疼痛较重的乳腺增生病,一般用6~9g,有很好的通络止痛效果;若用于寒饮内停之咳嗽等肺系疾患,一般用 9~12g;若治疗痹证,不同的部位用量不一,颈部及肩部一般用 9~15g,常配伍葛根、黄芪、丹参、赤芍和地龙等;腰腿痛用至 12~15g,常配伍川乌、草乌、乳香、没药、木瓜和牛膝等;顽痹可用至 20g,常配伍附子、豨莶草、狗脊、牛膝和川断等。郭老指出,凡细辛用量在 9g 以上,均应嘱患者将细辛在砂锅先煎不少于 30 分钟,且将煎煮锅的锅盖打开,以利于毒性成分——黄樟醚的挥发。②外敷:郭老临床治疗乳腺增生病常用细辛、元胡、五倍子按 1∶2∶3 的比例研末,醋调糊状,外敷于增生肿块皮肤表面,1 天换药 1 次。

5. 病案举例　患者汤某,男,45 岁,2014 年 12 月 2 日初诊,双侧膝关节以下有冷感十余年,冬季加重有胀感。近 1 个月双手亦有冷感,经 B 超查下肢血流变正常,饮食、睡眠、二便均可,多饮酒。查体形偏胖,面色红,舌边尖红,脉弦细。既往有高血脂、高血压病史,有脂肪肝病史。辨证为寒凝经脉,治则:温脾阳,通经活络。处方:郭老拟以当归四逆汤合黄芪桂枝五物汤加减,黄芪 20g,桂枝 20g,赤芍 15g,生甘草 9g,通草 9g,当归 15g,丹参 15g,细辛 15g,3 剂,水煎服。12 月 8 日二诊,患者双手及膝关节以下冷感消失大半,舌红苔白,脉弦细。拟原法继服,6 剂后再诊,诸症均消失,随访半年未复发。

按:本案为寒凝经脉证,郭老用当归四逆汤合黄芪桂枝五物汤加减,旨在温阳通络,方中黄芪、生甘草健脾益气,赤芍、当归、丹参通经养血,桂枝、细辛通经止痛,其中细辛具有较好的温经通脉作用,诸药合用共奏驱寒通络止痛之功。

6. 小结　郭老应用细辛不拘泥于古代医家对细辛之墨守成规,根据临床不同疾病及疗效,施用不同剂量。同时,郭老也提出告诫,在治疗多种病症的同时,要严格把握细辛的应用指征,若用之不当,则可引起胸闷、恶心、呕吐等诸多不良反应,药证相对,方能发挥其效。

三、川草乌、附子

附子、川乌和草乌均为乌头属植物,附子和川乌分别为毛茛科多年生草本植物乌头的子根和干燥的母根,草乌为毛茛科多年生野生植物北乌头的块根。三者均具有祛风除湿、温经止痛之功,其中,附子的助阳退阴作用较强,常常用于亡阳证和脾胃阳虚证的治疗;川乌较草乌温里散寒之力强,还可治疗心腹冷痛,寒疝作痛等里寒证;草乌的药力及毒性较川乌峻猛,但温阳之力稍弱,长于除痹止痛,麻醉、止痛也多用。郭老对附子、川乌和草乌的应用,在传承经方的基础上,临床大胆实践,多有发挥和创新。

(一)附子的应用

1. 小量补阳,助补气血　明代李中梓云:"火者阳气也,天非此火不能发育万物,人非此火不能生养命根,是以物生必本于阳。"附子为辛甘大热之品,峻补元阳。对于气血虚弱之人,郭老往往善于加用少量附子,一般用量 3~6g,常可取得较佳疗效。

应用举例:王某,女,34 岁,头晕一月余,伴有面色无华,倦怠嗜卧,便稀,心悸气短,失眠多梦,舌淡,脉细弱。诊断为眩晕,证属气血虚弱,方用八珍汤加熟附子 3g。二诊诉其服用 5 剂后头晕减轻,体力增加,继用原方,熟附子增加至 6g。三诊续服 10 剂后诸症消失。郭老认为,附子可上助心阳、中温脾阳、下补肾阳,而气血的生成与此三脏之阳有关,故方中佐以少量附子可助气血而生。

2. 中量通阳,以行气血 《本草正义》言:"附子,本是辛温大热,其性善走,故为通十二经纯阳之要药,外则达皮毛以除表寒,里则达下元而温痼冷,凡三焦经络,诸脏诸腑,果有真寒,无不可治。"临床中,但见寒、冷、麻、痛诸症,郭老每每用之,其用量每剂多为 9g。

应用举例:顷某,女,31 岁,面颊、口唇麻木半年,四肢发凉,甲色发白,脉细无力。诊断为血痹,证属寒凝血瘀。《伤寒论》言:"手足厥寒,脉细欲绝者,当归四逆汤主之。"施以当归四逆汤加熟附子 9g,以温阳通末,散寒除痹,先后服用 10 剂后,病人麻木感消失,四肢转温,甲色微红。郭老认为,方中加用熟附子,意在于附子之性走而不守,能温通阳气,推动气血行于周身。

3. 量大散寒,通络化痰 《灵枢·百病始生》云:"积之始生,得寒乃成,厥乃成积。"郭教授临床凡遇冷结积块之症,治疗以温为主,以消为贵,以通为用,附子用量一般为 12g。《本草汇言》云:"附子,回阳气,散阴寒,逐冷痰,通关节之猛药也。"

应用举例:闫某,女,30 岁,右乳房内有多个结节一年余,触之质硬疼痛,表面光滑,周围皮肤与肿块粘连,已有一处破溃,分泌物呈豆腐渣样,平素喜食寒凉,舌淡苔薄白,脉沉细,经病理检查确诊为乳痨,证属寒痰阻络。郭老处以阳和汤加熟附子 12g,并配合局部外敷药物。服 5 剂后乳痛减轻,肿块略减,破溃处豆腐渣样分泌物减少,续服 30 余剂,疼痛、肿块消失而愈。方中熟附子旨在散寒通络,温化寒痰,即"阳气所生,寒积乃除"。

(二)川乌、草乌的应用

川乌、草乌具有驱寒逐冷,温经止痛之功。《长沙药解》曰:"乌头,温燥下行,其性疏利迅速,开通关腠,驱逐寒湿之力甚捷。"郭老多将川乌、草乌配合使用治疗寒痹。认为川乌、草乌驱寒止痛之力较强,对此临床大剂量使用才能获得较佳疗效。

应用举例:刘某,女,61岁,颈肩背畏寒十余年,遇冷加重,遇热稍减,脉细缓,血沉32mm/h,抗"O"(+),RF(+)。诊断为痹证,证属风寒湿型,寒邪偏胜。郭老处以《金匮要略》中的乌头汤加当归15g,方中制川乌12g(先煎),制草乌12g(先煎),麻黄6g,白芍9g,生黄芪10g,炙甘草9g,5剂,水煎饭后服。二诊,药后自觉患处冷感有所减轻。上方制川乌、制草乌各增至15g(先煎),再加用金毛狗脊20g,羌活15g,秦艽15g,桑寄生12g,10剂。半个月后随访,药后局部畏寒、痛感消失。一诊加用当归15g,取其"治风先治血,血行风自灭"之意。二诊增加川乌、草乌之量,重在散寒止痛,通阳温经,加用金毛狗脊、羌活、秦艽、桑寄生,意在患者年届六旬,肾气渐衰,治疗中除散寒温通外,还应加强祛风除湿,补肾固元之力。

(三)经验配伍

郭老通过多年临床经验的积累,总结出行之有效的附子、川乌和草乌的配伍。用治三焦阳虚则熟附子配伍干姜,以增其力;用治下焦元阳不足则熟附子配伍肉桂,以强温壮之效;用治下元虚寒、宫冷腹痛则炮附子、艾叶、炮姜相伍,可增暖宫散寒止痛之功;用治气血两虚则阿胶配伍熟附子,可增补益气血作用;如肢体经脉寒痹则川乌、草乌配伍秦艽、桂枝、细辛,可增散寒除湿,通痹止痛之功;用治上焦有寒,痰饮停肺则附子配伍白芥子,可增温化寒痰之用。

(四)用量有度

对于附子的用量,一般3~12g即可达到应有的药效,若病重药轻,非大剂量应用而不能奏效者,在综合考虑病人病情、年龄、体质、心肝肾功能正常与否等情况下可逐渐增加剂量,一般以3~5g为一个增加单位,一剂用量最多可达15g。

对于川乌、草乌的用量,病程短、病情轻者,用量10g左右即可;病程长、病情重、心肝肾功能正常、非重用不能奏功者,一剂用量可达15~20g。

(五)久煎为要

郭老要求在煎煮附子、川乌和草乌时,均应先煎至少0.5~1个小时,其煎熬时间的长短以口尝时舌头无麻感为度。现代药理研究证明,乌头碱、中乌头碱、次乌头碱等双脂型生物碱是乌头的主要有毒成分,经遇水、加热可双重水解为氨基类乌头原碱,其毒性仅为双脂型乌头碱的1/4000~1/2000,且在110~115℃、1.5kg/cm^{2}的条件下,煎煮40分钟,乌头碱可基本被破坏。强调煎前加水,液面至少应超过药物表面2~3横指;且应文火煎煮,不断搅拌,以使药物受热均匀、充分,以达解毒全面;饭后分2~3次服用,日1剂,大剂量者一般连服超过20剂,中病即止,以防毒性蓄积。若在服用过程中唇舌出现麻热感则为早期轻度中毒现象,停服药物即可自行缓解。

附子、川乌和草乌均为有毒之品,多数医家常畏之。但郭老经过长期的临床实践认为,疾病对证、以验配伍、量小渐增、久煎频服,可使附子、川乌和草乌应用更加安全有效。

四、应用四逆散治疗六腑病验案

案一:泻肝益胃,降逆止呃逆

王某,女,62岁,家住咸阳市玉泉西路。2014年7月18日初诊。

主诉:阵发性呃逆伴胸胁闷痛3年。患者于3年前与他人争吵后出现呃逆,发作频繁,每遇情志不畅或他人触碰身体时发作,每日10~12次,每次发作约20分钟,曾在当地医院诊断为神经性呃逆,服用西药(不详)治疗效果不佳,迁延至今。就诊时,呃逆连声,声音高亢,持续不断,伴胸胁闷痛,腹胀纳减,乏力,大便排出不畅。舌苔薄,脉弦。郭老辨证为呃逆,证属肝胃不和型。治宜疏肝益胃,降逆止呕。予四逆散合旋覆代赭汤加减。处方:

柴胡10g,枳壳15g,白芍15g,旋覆花9g(包煎),代赭石15g,半夏

10g,丁香 10g,黄芪 25g,党参 20g,白术 12g,生甘草 9g。共五剂,水煎服,日 1 剂,分早晚服。

7月 23 日复诊:药后呃逆次数减少,每日 2~3 次,发作时间减短,每次约 10 分钟,音调降低,腹胀减轻,食量有所增加,大便稍畅,胸胁闷痛如故。上方加香附 10g、川楝子 9g,共七剂。

7月 30 日复诊:诉呃逆偶发,共发作 2 次,发作时间约 5 分钟,音调较二诊降低,未诉胸胁闷痛及腹胀,便调,纳可。续服上方五剂。3 个月后随访,疗效巩固。

临床思辨:郭老依据患者之呃逆发生、加重均与情志不舒有关,并伴胸胁闷痛,腹胀纳差,乏力,大便不爽等肝郁胃弱之症,分析其呃逆应为肝郁气滞,横逆犯胃,胃失和降,气逆动膈而发,肝郁为致病关键,《古今医统大全·咳逆》云:"凡有忍气郁结积怒之人,并不得行其志,多有咳逆之证。"治疗当以泻肝为主,和胃降逆为辅,兼补益胃气,若仅和胃降逆,不能从根本上止呃,因患者病久,胃气耗损,故应培补胃气,胃气得以充盛,肝木也将得以抑制。故郭老遣四逆散疏肝为主,合用旋覆代赭汤降逆和胃,加黄芪、党参、白术等增补中之效。二诊呃逆虽减,但仍胸胁闷痛,故加香附、川楝子以增疏肝理气之力。

案二:疏肝利胆,补中祛结石

李某,男,50 岁,陕西安康市人。2013 年 12 月 20 日初诊。

主诉:右上腹部间断性胀痛 2 年余。患者两年前无明显诱因出现右上腹胀痛,牵引肩背,饱食及过食油腻后加重,经某医院 B 超检查提示胆囊结石(+),直径约 0.3cm,曾服"消炎利胆片",症状略减。自行停药后,上症反复。现右上腹胀痛如前,拒按,食后加重,厌食油腻,纳差,大便干少,日一行,脉弦。郭老辨证为胆石症,胆腑郁滞证。拟疏肝利胆,益胃排石为治则。予四逆散加减。处方:

柴胡 10g,枳壳 15g,白芍 15g,金钱草 15g,鸡内金 12g,白术 15g,焦三仙各 15g,生甘草 9g。共五剂,水煎服,日 1 剂,分早晚服。

12月 25 日复诊:药后右上腹部胀痛减轻,大便量增,其质正常,纳差如故,脉稍弦。上方加党参 20g、茯苓 15g、山药 15g,续服 10 剂。

2014年1月4日复诊：右上腹胀痛感消失，余症均除，遂经B超复查显示胆囊内结石（-）。

临床思辨：郭老对肝胆病，强调临床必须肝胆相合诊治。二者互为表里，相助互用。肝主疏泄，有助于胆汁的排泄，胆腑之通畅有利于肝气的调畅。因而认为，此患者结石乃肝郁气滞，胆腑气机不利，胆汁排泄不畅，日久所成，治疗重在疏肝利胆，化坚排石。又因胃的受纳腐熟，胃气顺降均赖肝胆疏泄功能正常与否。故郭老认为此患者当少阳阳明同治，取四逆散中柴胡疏肝理气，枳壳畅胃肠气机；白芍、生甘草缓急止痛；金钱草、鸡内金以化坚排石。现代药理研究表明金钱草可促进胆汁分泌，降低胆汁中游离胆红素和钙离子，提高总胆汁酸的含量，从而抑制胆红素结石产生，还可调节脂质代谢，起到防治结石的作用。鸡内金可提高胃液分泌量、酸度、消化力及胃动力功能，促进胃的消化功能，辅助排石。因患者胃虚较重，故二诊时，加党参、茯苓、山药补中益胃，扶土抑木，冀收良效。

案三：抑肝畅腑，调肠疗便秘

贾某，女，33岁，西安市长安区人。2013年7月9日初诊。

主诉：大便困难6年余。患者6年前因工作压力大出现排便不畅，两三日一行，便质不燥，排便后仍有便意，情绪不畅则加重，曾服用麻子仁丸及疏肝解郁颗粒疗效不显，现症见便秘依旧，腹胀，矢气频频，双乳胀痛，善叹息，情志抑郁，食后胃脘胀满，纳差，乏力，腰困，睡眠欠佳，苔厚腻，脉弦滑。郭老辨证为：气秘，肝旺胃气虚弱型。予疏肝解郁，畅腑通便为治则。处方：

柴胡10g，枳实12g，白芍15g，佛手12g，白术10g，生山药12g，炒三仙各15g，炒鸡内金10g，肉苁蓉12g，生甘草9g。共5剂，水煎服，日1剂，分早晚服。

7月14日复诊：大便不爽、乳痛及胃脘胀满稍有改善，睡眠好转，食欲增加，但仍腹胀，脉略数。上方更枳实为枳壳20g，加炒莱菔子15g，共5剂。

7月19日复诊：大便通畅，已无胃胀、腹胀、乳痛等症，睡眠、饮食均正常。续服上方 5 剂,以巩固疗效。电话随访,大便不爽未再出现。

临床思辨:《内经》:"大肠者,传道之官,变化出焉。"若肠失传导,糟粕内停,便秘则生。郭老据患者便质不干,有便不净感断定并非燥屎,情绪不畅则加重,双乳胀痛,腹胀,纳差,食后胃胀,认定便秘乃肝郁及胃气虚弱所致,肝气不舒,气机壅滞,肠腑失于通畅;胃气虚弱,通降乏力,不能助肠道气机下行。故治疗应疏肝畅腑,益胃调肠。郭老认为睡眠欠佳系胃肠不通而为,胃腑健运,肠道通畅,睡眠自会好转。方用四逆散疏肝解郁,枳实、佛手、炒莱菔子行气畅腑消胀,助通便,白术、生山药、生甘草补益胃气,炒三仙、炒鸡内金消食化滞,肉苁蓉既润肠助通便,又补肾阳、益精血,治肾虚腰困。二诊中患者仍腹胀,遂将枳实改枳壳,加炒莱菔子增行气消胀之力,枳壳较枳实性缓,不伤正,虚证、实证均可用,且长于宽中行气,既助柴胡疏肝理气,又可避免胃气损伤。

案四:柔肝益气,升阳疗泄泻

王某,女,54 岁,咸阳市曹家寨人。2013 年 8 月 27 日初诊。

主诉:腹泻 3 年余。患者 3 年前无明显诱因出现腹泻,一日 4~5 次,便质稀薄,时轻时重,曾自行服用健脾养胃丸,症状略减,但病症反复。现腹泻一日 3~4 次,发时腹痛肠鸣,泻下急迫,泻后痛减,情绪紧张、恼怒时加重,纳差,乏力,胸闷,胃脘胀满,咽部有异物感,眼睛干涩,鼻内干燥,头晕,目周略青,舌质淡,苔白腻,脉弦缓。郭老诊为泄泻,属肝郁脾虚证。治疗应疏肝健脾,升阳止泻。予四逆散合痛泻要方化裁。处方:

柴胡 12g,枳壳 15g,白芍 20g,陈皮 15g,白术 10g,防风 9g,佛手 12g,台乌 12g,焦三仙各 15g,山药 15g,黄芪 50g,党参 30g,生甘草 9g,生姜 6g,大枣 5 枚。共三剂,水煎服,日 1 剂,分早晚服。

8 月 30 日复诊:服药后大便日行两次,便质溏薄,胃胀稍减,胸闷胁胀、眼睛干涩、鼻内干燥、头晕好转,舌质略淡,苔略黄,脉弦数。继上方加肉豆蔻 12g、厚朴 10g,大枣改为 10 枚,共 7 剂。

9 月 6 日复诊:诸症悉除,续服上方 5 剂,以固疗效。随访 3 个月未复发。

临床思辨：泄泻病位在肠，主责在脾。郭老分析患者腹痛即泻，泻后痛减，情志不畅则加重，伴胸闷胁胀，咽有异物感，推断其泄泻乃肝气不舒，克伐脾土，使得脾虚失运，泌别清浊功能失司所致。《张聿青医案·泄泻》言："上则嗳噫，下则便泄，厥气不和，克制脾土。"脾虚津液不布，清阳不升致眼、鼻干燥，头晕。郭老认为咽部之异物感乃梅核气，主因在肝，木旺克脾，使得脾虚痰湿不化，上阻于咽喉所致。故治疗重在柔肝实脾。拟四逆散疏肝理气止痛，痛泻要方抑肝补脾，枳壳、佛手、台乌行气除满，黄芪、党参、山药、大枣补益脾气，方中郭老黄芪重用50g，意在升补脾气。二诊时，加肉豆蔻、厚朴以增消胀止泻之效。大枣由5枚改为10枚增补脾胃之气。

案五：行气利尿，补气血治淋证

张某，女，47岁，安康市石泉县人。2014年5月19日初诊。

主诉：小便频数半月余。半月前与家人争吵后出现尿频，白昼1天8~10次，每晚3~4次，尿清量少，无尿急、尿痛，尿后似尽未尽，少腹胀痛，曾于2月15日因子宫内膜肥厚行刮宫术，1个月前又因崩漏在本院住院治疗，好转出院。就诊时面色萎黄，神情欠佳，常自感体虚乏力，舌淡苔薄少津，脉沉弦细。郭老辨为淋证，证属肝郁气滞兼气血两虚。以疏肝利尿，补气养血为治则。处方：

柴胡10g，枳壳15g，白芍15g，茯苓15g，泽泻9g，黄芪15g，西洋参10g（另包），当归15g，山药15g，熟地15g，制首乌15g，大枣3枚。共五剂，水煎服，日1剂，分早晚服。

5月24日复诊：药后小便次数白天5~6次，夜晚1~2次，少腹胀满减轻，乏力、腰背酸困感好转，舌淡苔稍厚，脉沉，守上方续服七剂。2个月后，其家人告知疾病痊愈，未再复发。

临床思辨：此患者虽行刮宫术及出现崩漏不久，又伴腰背酸困，周身乏力等症，但其尿频因生气而发，且尿少不尽，少腹胀痛，据此郭老判定本病并非虚证，而是肝郁气滞，膀胱气化不利所致之气淋。《医学入门》言："内因七情，心肾气郁，小肠膀胱不利，或忿怒……干于肝经，廷孔郁结。"治疗气淋，郭老注重调节肝气，除肝郁为致病主因外，肝脏还是调节气机升降的枢纽,肝气得以舒畅,膀胱气机得以通利,故以疏肝行气利尿为治疗大法,因其伴有气血虚弱,当兼补气血。郭老采用四逆散疏肝理气止痛,调畅膀胱气机,茯苓、猪苓通因通用,达利尿通淋之效,黄芪、西洋参、山药、熟地、当归、白芍、制首乌补益气血。

小结:四逆散主治少阴病,阳郁厥逆证。但郭老临证中,依据其疏肝理气之功随症加减治疗六腑病,疗效显著。六腑以通为贵,以降为顺。郭老认为其气机之通降需借肝脏之疏泄调节。若肝失疏泄,气机失常,六腑失于通降,疾病乃生。故郭老提出六腑病应以调肝为先导,认为"只要病证结合,辨证准确,凡与肝失疏泄相关的六腑病,均可应用四逆散治之"。其对四逆散的运用广泛而灵活,积极应用于六腑病的治疗,扩大了四逆散的适用范围,郭老的经验值得总结,"腑病治肝"的学术思想值得发扬。

第九节　针刺手法探秘

针刺疗效取决于明确的诊断、正确的取穴以及恰当的操作手法,针灸手法是影响针刺疗效的关键所在,郭老同历代医家一样,非常重视和讲求针刺手法的操作。现就郭老独特、主要的针刺操作手法加以简要介绍:

1. 治疗乳腺增生病的独特刺法　郭老应用针刺治疗乳腺增生病始自 20 世纪 70 年代,经临床反复筛选,多次实践,最终将针刺治疗乳腺增生病的主穴确定为甲乙两组,甲组穴有屋翳、乳根(或膻中)、合谷,乙组穴有肩井、天宗、肝俞,并随证加减用穴。在这些主穴的操作上,郭老有自己独特的方法,如:针刺屋翳、乳根、天宗穴时,针身与穴位的皮肤均呈 25°斜刺,屋翳、乳根二穴分别在锁骨中线平第二肋间隙和第五肋间隙处,各向外斜刺 25°,深度均达 1.5 寸,捻转行针,使局部产生酸胀的得气感。肩井穴由后向前呈 25°斜刺 1.5 寸,捻转,这样针刺,一方面局部易于产生酸胀感,疗效较佳,另一方面也防止了直刺时针尖易刺伤肺脏的弊端。向下平刺膻中 1 寸,再加捻转行针,这时针刺局部可出现较为明显的胀感,有的患者针刺本穴后,原有的乳房胀痛、胸胁胀满等症状可较快缓解。这几个主穴的独特刺法与其他穴位常规刺法结合,共助疏肝理气,宽胸散结,调节冲任,通乳络,止乳痛,消乳块之功。

2. 人体有关部位穴位的独特刺法

（1）眼区穴:在治疗眼部疾病时,郭老一般要取眼区穴针刺,如睛明、球后等穴。针刺这些穴位时,郭老在针刺前强调,一要严格消毒,以防感染;二要选对针具,即要选用针身较细,针尖笔直没有卷曲、没有带钩,光滑、有弹性的毫针。针刺时,如刺精明穴,首先把眼球推向外侧,再进针,进针时一定要把握好针刺的手法、角度和深度,直刺进针大约 1 寸,过浅没什么效果,过深易造成器官的伤害。如进针时病人疼痛较剧,则不宜强行进针,否则就会刺伤血管。进针到应达深度后,不能提插行针,否则就会刺伤血管而导致局部出血,应以轻微捻转手法行针。取针时,不要用手接触针体,应用消毒的干棉球夹持针体,慢慢将针身上提取出,针具取出后,还要用消毒的干棉球按压针孔几秒钟,以防止出血。眼区穴位对诸如视神经萎缩、青光眼等病都有很好的效果。

（2）项部风池、风府穴位的针刺方法:风池、风府这两个穴位的深部是生命中枢延髓及其附近,针刺这些部位的穴位时要特别注意,风池穴进针一般要斜向前下方刺入,不能向内上方深刺,一般进针 1.5 寸;风府穴也不能向上或直深刺,一般进针都是平刺,需要直刺时,深度应掌握在 1 寸以内。

（3）胸背部穴位的针刺方法:主要是掌握针刺的深度,不能深刺,否则容易刺伤肺脏而引起气胸,故一般进针都是斜刺,深度不超过 1.5 寸。

（4）督脉穴:针刺位于后正中线上（脊柱）督脉的穴位时,视患者胖瘦而定,一般针刺深度应掌握在 1 寸,不能太深,否则易刺伤脊髓。

3. 不同功能状态的独特刺法

（1）小孩囟门未闭合时,针刺头部穴位的方法:郭老认为,小儿囟门部位比较软,前囟更为突出,针刺前囟、后囟和百会穴时,要特别注意针刺的深度、角度和方向。如果小儿囟门未闭合而患有脑瘫等疾病,需要针刺头部穴位时，应沿头皮浅刺。四神聪治疗小儿脑瘫有效，针刺沿皮刺的方向应为一针向前，一针向后，一针向左，一针向右，长度约为0.5寸。远端还可以配伍通里、灵道、足三里，以及背部的脾俞、肾俞等穴，再配合小儿推拿来治疗，是有一定效果的。

（2）尿潴留：针刺治疗尿潴留有较好的疗效，下腹部的曲骨、中极、关元等穴位常常被选用。尿潴留时，由于这些穴位的深部是被尿液充盈的膀胱，针刺时应选取1.5寸针具，向下斜刺，捻转行针，不应提插行针。严禁直刺深刺，否则刺破膀胱壁，易导致漏尿。

（3）易引起孕妇流产的穴位和部位，如合谷、三阴交、涌泉穴，以及孕妇的腹部、腰骶部等穴位，对针刺的感应十分强烈，针刺后均可使子宫收缩而引起流产，故在怀孕期均应禁止选用。

第四章　典型医案

第一节　乳　房　病

一、乳癖

例1　辨标本缓急，针刺法治疗气血两虚兼肝郁之乳癖

秦某，女，42岁，工人，1978年3月15日初诊。双乳肿块3年余，伴疼痛6个月。

初诊：双乳肿块3年余，近数月来疼痛加剧，多在经前和生气、劳累后加重。剧痛时衣物不能触及，走路唯恐别人误撞胸部，痛楚异常，经服中药获效不显，并伴有头晕、目眩，少气无力，纳差，时有失眠，经来腹痛等症。

查体：面色枯黄，舌质淡而不红活，少津，苔白，精神欠佳。双乳外形对称，乳头、乳晕及皮色无异常，乳头无溢液。语言低微，无其他气味。脉沉细而弦。双乳外上象限有散在如小枣核大多个结节，按压疼痛，边界清，与皮肤无粘连。颈腋淋巴结不大，腹壁柔软，肝脾未触及。素性急而多动怒，怒则肝气横逆，疏泄失职，导致气滞而血不行，故经前乳胀痛加重，兼之劳累过度，耗气伤血，则见面色枯黄，少气无力，语音低微，舌质淡，脉沉细等症。由于血亏，神失安舍，则时见失眠。本例患者属气血亏损，兼见肝郁之乳癖。治宜疏肝补益气血。针刺处方：①屋翳（双），足三里（双），膻中，外关（双）；②肩井、天宗、肝俞均双侧。刺法：上两组穴位交替使用，每日一次，连针10次为一疗程。

二诊（1978年3月25日）：针刺1疗程后，双乳胀痛逐渐减轻。嘱

休息 4 天后,继针并加脾俞、气海而补气血,平补平泻,留针期间行针 3 次。

三诊(1978 年 3 月 30 日):至 14 次,双乳疼痛复前,患者神志恍惚,精神极度疲惫,整夜未能入睡,脉沉细而数。由于患者气血亏损,劳倦日增,导致脾失健运,气血无源,正气日亏,故疼痛加剧。根据"急则治其标,缓则治其本"的原则,先治失眠,故用神门以安神,印堂以调阴阳,三阴交以交心肾,三穴相配以安神定志,交通心肾而调阴阳。

四诊(1978 年 4 月 4 日):连针 4 次后,失眠愈。继针刺乳腺增生病取穴。

五诊(1978 年 4 月 16 日):于第三疗程后,双乳疼痛及包块消失,舌质淡红,脉沉细,食欲转佳而痊愈。

1981 年 4 月随访,双乳平时不痛,针后 4 个月,经来无痛而微胀,别无不适。

按:急则治其标,缓则治其本,是根据病情的主次缓急进行治疗的准则,初针后双乳疼痛减轻,继针无效,经问诊,近数天来整夜不能入睡,精神极度疲惫,根据标本缓急,失眠为标病,由于失眠暂时扰乱了机体生理功能的调节,导致继针无效。所以在治疗本病时必须掌握标本缓急这一治则。

例 2　疏肝理气,活血通络针法,治疗肝郁之乳癖并有癌变倾向者

康某,女,38 岁,工人,1980 年 5 月 26 日来诊。双乳疼痛兼有肿块 1 年。

初诊:患者 1 年前出现双乳疼痛兼有肿块,多在生气、劳累后、经前疼痛加重,肿块变硬增大,于 1979 年 10 月右乳腺肿块病检片示"右乳腺病,伴细胞增生活跃",因恐癌变而手术,术后数月,右乳疼痛肿块复前,服中药未效,兼之其母一年前因乳癌而死亡,患者心情恐惧而来治疗。平时多有急躁、易怒、咽干等症,素性喜歌善舞,心胸开朗。

查体:一般可,神情活跃,面色红润,舌质红活,苔白根黄,脉弦缓。双乳呈袋形对称,乳头乳晕无异常,右乳外上有手术刀痕。腹壁柔软,肋

下未触及肝脾下界。卧位扪及右乳外上 3.5cm×3cm 包块，左乳外上有 1cm×0.5cm 颗粒 4 个，有压痛，质中度，活动可，表面光滑，腋下及锁骨上淋巴结不大。患者素性活跃，喜歌善舞，但因家中某些不快，致使肝气郁结日久，胸胁之脉络不畅，导致湿痰积于乳而疼痛。其母又死于乳癌，郁遏之气未疏，忧恐之情又生，气机必乱，故术后 3 个月肿块迅速复发。郁久化火，肝胆火炽，故烦多怒，肝气横逆必克脾土，故见脉缓，舌质不红活。证属肝郁之乳癖（乳腺腺病）。治宜疏肝利气，处方：甲组：屋翳、乳根、太溪；乙组：肩井、肝俞、肾俞，均双侧穴位。两组穴位交替使用。针刺得气后，接 G6805 型治疗仪，连续波，电量宜小，以患者有感觉为度，通电 30 分钟，每日 1 次，10 次为 1 个疗程。

二诊（1980 年 7 月 11 日）：休息 4 天后继针，经治 2 个疗程后，双乳疼痛肿块消失。

三诊（1980 年 8 月 11 日）：继针 3 个疗程以巩固疗效。第五疗程结束后，双乳在生气、经前略胀痛，但肿块未扪及，咽干，急躁情绪好转，食欲增进，脉弦细。

1 年后随访，双乳疼痛显著减轻，肿块已消失。5 年随访一切复常。

按：本例患者因素性活跃，喜歌善舞，表明肝气条达，但由于家中不快，其肝气常被遏而郁，兼之其母一年前患乳癌而亡，乳病又为己患，病检片示"细胞活跃"，有癌变迹象，术后又复发，所以不但肝气郁结，而忧恐之情又生，致使机体调理阴阳的功能失衡。通过针刺而疏肝理气，畅通经络，调和气血，使人体功能旺盛，防止癌变，虽然仅此一例，但想某些有癌变迹象的疾病，可能是通过针刺激活人体防卫功能，促使免疫细胞防护作用增强，从而达到预防或减少乳癌发病率的作用，故举此例，仅供同道参考。

例 3 针刺治疗肝郁、胃气失降兼肾阴虚型乳癖伴经前口腔出血者

姚某，女，40 岁，工人，1980 年 5 月初诊。双乳疼痛、肿块 5 年余。

初诊：患者自述 6 年前人工流产后，月经失常（多错后），自觉双侧乳房逐渐增大。约 1 年后，两乳开始疼痛，经某医院肿瘤科诊治，服当归片

及中药,并注射土贝母等针剂,疼痛有所缓解,但停药后疼痛又渐加重。近3年来每次经前15天自感舌尖发麻,舌根强硬,两颌下淋巴结肿。经期第2~3天夜间,口中有咸味,即开始心烦约1小时,吐出血液约十余毫升,经服中药吐血愈,但觉小腹胀满,停服中药,小腹胀满减轻,但吐血复前,如此反复已近两年之多。现月经不规则,并在经前、生气、劳累后两乳疼痛加重,并伴有胸闷、胁胀、善太息、易怒,口苦,多梦,咽干,腰膝酸软,目眩耳鸣等证。既往病史:10年前患肺结核,慢性肠炎。月经史:14岁初潮,量少色淡。

查体:形体消瘦,神情可。舌质红而少津,苔薄白,面色不华,口腔齿龈黏膜无异常。胸廓对称,双乳呈杯形对称,乳头乳晕及皮色无异常,乳头无溢液。脉细而弦。右乳外上象限扪及4.5cm×3.5cm的片状包块,压痛,左乳外上象限扪及4.5cm×3.5cm片状包块,中度硬,边界尚清,活动可,表面较光滑。颈腋淋巴结增大,肝脾未扪及。听诊:心肺无异常。辨证:患者平素性急易怒,郁而化火,适值经前冲任脉气正盛,由于乳头属肝,乳房为足阳明胃脉所贯,气血随胃经上逆而壅遏不通,致乳房疼痛加重。胃气宜下降为顺,若久积于上,必招致胃火上炎,熏蒸口齿,口腔络脉受损必溢血。肝火久盛,必耗损阴液,故出现咽干,腰膝酸软,耳鸣,目眩,多梦等肾阴亏损之证,阴虚本失条达,故有胸胁胀满不舒、胁胀、善太息、易怒,证属肝郁,胃气失降兼肾阴虚。

诊断:乳癖(乳腺增生病)。

治宜滋肝肾之阴,和胃降逆。针刺取穴:①甲组穴,天宗(双),肩井(双),肝俞(双);②乙组穴,屋翳(双),膻中,外关(双)。

天宗虽为小肠经穴,临床有治乳房疾病之功效,其机制尚难解释;肩井为足少阳经穴,可疏畅胆经经气,胆与肝相表里,通过表里经作用而疏肝气;肝俞为肝经的背俞穴,有条达肝气作用。屋翳畅胃经之气,因胃脉贯乳,该穴又居乳上,直接作用于局部;膻中居两乳之中,又为上气海,故有宣散胸部气机之效;外关为三焦之络穴,不但有利气作用,还可解除胸胁胀痛,故两组穴配合应用,有疏肝理气、通乳止痛功效。并根据证情加肾俞、太溪穴滋肾阴,使肝木得以滋养条达,加三阴交以调经,通畅冲任,使冲脉上逆之气下行,故经来不上逆而口中血止。两组穴交替使用,每日一次,连针10次,泻阳补阴。休息4天后继针。

连针5个疗程,先后经历2个多月,经前两乳疼痛消失,经检查双乳包块缩小至0.5cm,无压痛,经后口中无异味,心不烦,吐血停止,但尚有咽干,入睡困难,腰酸等证。

1982年6月随访,经前口腔出血又复发,但未治疗。1983年4月随访,双乳疼痛肿块消失,口腔再未出血,自感身体健壮无它病。

按:此病已4年之久,先后经数家医院诊治,双乳疼痛时轻时重,口腔出血与小腹胀满反复出现,且逐渐加重。经中医辨证施针,坚持近3个多月的治疗而愈,中医所谓"逆经"多为经期鼻腔出血,但口腔出血,经前舌尖发麻,舌根强硬,颌下淋巴肿大,笔者数十年临床尚未遇到,在治疗数百例乳腺增生病人中也仅此一例,故作记载,以供参考。

例4 滋补肝肾法针药并用,治疗菠萝皮样略硬无弹力之乳房肿块效微

周某,女,23岁,未婚,农民,1980年7月11日就诊。双乳肿块疼痛3个月。

初诊:双乳疼痛肿块3个月,呈持续性胀刺痛,并向腋下放散,与月经周期及生气、劳累无关,伴有心悸、心烦、盗汗之症,经服中药及西药无效。18岁月经始潮。

查体:发育可,营养尚佳,神情有烦忧状,舌质红而无苔,脉弦细。两乳呈半球状,右乳大于左乳,乳头乳晕皮色无异常。腹壁柔软,肝脾未触及,整个双乳腺体有坚硬感,右乳头上扪及4.5cm×6cm肿块,外下3cm×3cm肿块,左乳内上扪及5cm×5cm肿块,有压痛,质中度硬,活动可,表面尚光滑,腋下淋巴结不大。听诊:心肺无异常;病检片示:单纯乳腺小叶增生。患者素常动气,易于肝气郁结,郁久耗阴,故出现五心烦热,肾水不足,水火不相济而心悸,肝气横逆必犯胃伤脾而乏力,肝脉布胸胁,乳头属肝,气滞则痰湿随经脉流注于乳房。胃气不和,阳明经之气亦不畅,乳房属胃,为多气多血和乳汁流通之器官,如胃经之气不畅,气血易于郁滞而结块,乳房与肝脾胃之经关系密切,二经之气失畅,则乳房

极易结块,此证属肝肾阴虚之乳癖,治宜滋肝肾之阴。针刺处方:①甲组穴,屋翳、乳根、太溪;②乙组穴,肩井、肝俞、肾俞,均为双侧穴位,两组穴位交替使用。针刺得气后,接 G6805 型治疗仪,连续波,电量宜小,以患者有感觉为度,通电 30 分钟,每日 1 次,10 次为 1 个疗程。

二诊(1980 年 7 月 31 日):针治 2 个疗程后,双乳疼痛略有减轻,肿块缩小不明显。

三诊(1980 年 8 月 21 日):针治至第 4 个疗程,肿块略有缩小,但疼痛减轻不明显。

四诊(1980 年 9 月 5 日):后停针,服疏肝利气软坚之中药十余剂,并未获效。

五诊(1980 年 9 月 12 日):继服碘剂及睾丸素一周亦未效,故停药,嘱去其他医院诊治,作无效病例处理。

六诊(1981 年 9 月 20 日):一年后随访得知,经多家医院服中西药亦未获愈,近年来情况未明。

按:本例属无效病例,其辨证论治、选穴、手法均按常规施行,除肿块略有缩小,但疼痛并未减轻。曾做病检片,示为单纯小叶增生,故无怀疑他病之虑。同属一种病,其治法也相同,95% 获效,尚有 5% 无效,其因何异,经反复思考和近几年的临床观察,凡是未婚女子,扪及双乳腺体呈菠萝表面的多块状,略硬无弹力感,则针治、服西药很难获效;若双乳有紧张度并富有弹力,有松软感,不论增生肿块多大,针刺易于获效,其因何在,是否是腺体结构上的问题,尚需同道们进一步共同研究观察。

例 5 针刺治疗乳腺增生呈菠萝状肿块者

何某,女 22 岁,1984 年 8 月 20 日初诊。双乳肿块 3 年,伴疼痛 1 年余。

初诊:3 年前发现双乳肿块,但无不适,从去年 8 月始痛,呈抽掣跳动样疼痛,多在经前 1 星期,生气劳累后加重,并向腋下牵掣痛。伴有头痛,多在眼睁大视物时而导致,故不能静止视物,平时自感头部沉重下压,眩晕,张口不灵活,多有胸闷不舒,多梦、腹胀、腰困、咽干。曾服中药数十剂无效,外敷药因皮肤破溃而停用。经调腹痛,白带多。既往有关节炎史及贫血,偶有咳嗽憋气及呼吸困难之症。检查:神情可,面部有黑红小瘀血点,舌质略黯,少津无苔。双乳呈半球状对称,乳头乳晕皮色无异常。脉弦。腹壁柔软,肝脾未扪及。经前3日扪及左乳外上4cm×4cm×2cm包块,右乳外上5cm×5cm×3cm包块,乳头下2.5cm×2.5cm包块,活动可,压痛明显,乳房腺体呈菠萝表面状,颈、腋淋巴结不大。听诊:心肺(-)。神经科检查未发现异常。辨证:平素多生闷气,肝失条达,故肝气不舒,因肝脉布胸胁,经气失畅,湿痰随经络注于乳房而郁结成块,因乳头属肝之故,肝气不舒而横逆克脾土,故腹胀,脾胃相表里,乳房为胃经之脉所贯,又是多气多血之经,胃经之气不畅,易于气滞血凝而积于乳,故结块而痛。如肝阳上扰则头目眩晕,肝气不舒常引动心神而梦多。证属肝郁型乳癖。辨病:乳腺增生病。治则:疏肝理气。

治疗:取屋翳、乳根、合谷、三阴交;肩井、天宗、肝俞,两组穴交替使用,每日1次,经针刺2个疗程后,双乳疼痛不减,双目视物模糊,请眼科检查:角膜、巩膜、晶体正常,眼底无异常改变,视力,左:1.5,右:1.5。根据患者目干,面部发烧,舌红,脉弦而取太冲泻肝火,经针刺3个疗程后,双乳疼痛未减,双眼睁大时则眩晕欲倒,自感头部摇动,有下压感,下颌关节活动无力。经神经科检查,未发现异常。因针刺无效,故配服中药以清泄肝胆之热,双乳疼痛略减,肿块变软,但触按疼痛如前。经用前法针刺,服中药第五疗程后,双乳疼痛略减,但压痛明显,头部症状如前,并感咽喉干燥,口中有血腥味,经询此症常有发生,因头部眩晕有下压感,睁眼则眩晕加剧,脉数、舌红,宜清肝热凉血息风,以天麻钩藤饮加软坚之品,经服6~7剂后,口中血腥味消失,但双乳疼痛如前,双目看人体外周有光环影,舌红,脉弦数。先后服睾丸素、谷维素,共住院80余天,双乳疼痛略减,肿块变软,但症状无明显改变。作无效病例出院。

按:郭老在多年乳腺增生病治疗实践中,也遇到一些未治愈的病例,虽然诊断明确,用各种中西药物,均未获效,从这些病例触诊中,发现其乳房腺体均较硬,整个乳房表面如菠萝表面状,呈凹凸不平状态,是否是治疗方法不对症,还是乳房特殊结构所影响,希从事乳腺病治疗的专家予以商讨。

本病例经针刺两个疗程,无效而配服中西药,因患者常感头部有下压感,下颌关节活动无力,眼睁大则眩晕欲倒,口中有血味,经眼科、妇科、神经科检查,均未发现异常,虽然按辨证论治用药、施穴,但终因症状无多大变化而出院。扪及双乳腺体呈菠萝表面,多块状,略硬而无弹力,与一般未婚妇女有所不同,所以针刺服药较难治愈。这是笔者多年临床治疗乳腺病的体会,录之,供同道参考。

例 6 针刺治疗肝郁兼脾虚之乳癖

刘某,女,40 岁,1996 年 4 月 26 日。双乳疼痛肿块 1 年余。

初诊:患者 1 年来双乳疼痛肿块,多在生气后疼痛加剧,经咸阳市数家医院治疗,时愈时重,常因 3 个男孩上学学费、结婚所需经费而忧虑,常与爱人争吵,动怒后数分钟内双乳疼痛加剧,肿块增大,1 个月复发数次,常因多次复发,情绪易激动,不明原因发怒,过后虽知自己不对,但无力自控,为此痛苦不堪,并伴有头昏、失眠、乏力,常常因此而忧心忡忡。检查:形体消瘦,面色不华,舌尖红,舌边有瘀点,脉弦细。经前 15 日,坐位双乳呈袋形小乳,乳头、乳晕色泽无异常,触及双乳外下有 4.5cm × 4.5cm × 2.5cm 肿块,质中,边界弥漫,腋下淋巴结未触及。近红外线扫描见:双乳外下呈雾状均匀阴影,血管略有增多。提示:乳腺增生病。辨证:素体虚弱,又因家庭经济困难而忧虑,常与爱人争吵而肝气不舒,结于乳络而痛,由于家庭矛盾不能化解,长期忧怒伤肝及脾,气血失养乏力。治宜:疏肝理气,健脾养血。

针刺治疗:①屋翳(双)、膻中、合谷(双);②肩并、天宗、肝俞,均双侧。两组穴交替使用,每日 1 次。配穴:第 1 组穴加双侧足三里,第 2 组穴加双侧脾俞。

二诊(1996 年 5 月 4 日):针 4 次后,疼痛肿块消失,停止治疗。

三诊(1996 年 5 月 10 日):双乳疼痛复发,肿块又增大,其诱因为来时车费、诊费拮据而与爱人争吵,随即复发,给予针刺治疗。嘱患者第 2 日与爱人同来,男方来后告知其病的复发因果关系,并说明双方互不相让,不但无益反有害,应理解女方患病时的痛苦,并给予关心与爱护。为了配合病情治疗,此后对其免收诊治费,双方动情,表示决心配合治疗。

四诊(1996年5月26日):经8次针刺,双乳疼痛肿块消失,得知家庭和睦气氛日浓,停止治疗。

五诊(1996年8月24日):2个月来虽然有一次复发,但较轻微,服逍遥丸即愈,双乳未触及肿块。

按:此例用中药或针刺均可治愈,一年来因情绪的影响而反复发作,如不根据病因施治,难以获愈,所以医者应开导病人思想,转变观念,充分认识吵架对疾病的影响,如不能认识到这一点,将会形成恶性循环,双方常为经济而争吵,反而使病情加重,花费更大,经济更困难。只有互相关心体贴,才能减少疾病的复发,既减少了病痛,又节省了金钱,何乐而不为?为了解决该家庭实际困难,承诺减免其治疗费,患者非常感激,两人答应以后一定互相谅解、爱护,从而促使此病减少复发而愈。

例7 针刺加乳乐口服液,治疗气滞血瘀、痰湿互结、形如葡萄状之乳癖

何某,女,38岁,1996年8月2日初诊。双乳疼痛肿块2年。

初诊:患者2年来双乳房疼痛,多在经前、生气后加重。经当地医院诊断为乳腺增生病,服乳康片、维生素E、三苯氧胺等药数月,无效,伴有心烦、头晕、失眠。检查:体形高大而胖,面色红润,舌体胖,苔薄黄微腻,脉滑,经前15日,坐位双乳呈大型乳,对称,触及双乳外上、内上、双乳头下有较硬肿块,用拇、食、中指触按该处为条索状迂曲的腺管结块。红外线扫描示:双乳肿块处呈不规则的灰影,血管增多增粗,并有迂曲。病检:囊性增生伴有纤化。辨证为气滞血瘀,痰湿结于乳络而痛。中医诊断:乳癖;西医诊断:乳腺囊性增生病。

治宜疏肝理气,活血祛痰散结。针刺选穴:①屋翳、乳根、合谷,均双侧;②肩井、天宗,均双侧。加减配穴:第1组穴加丰隆(双)以祛痰,第2组穴加肝俞(双)以疏肝理气。两组穴交替使用,每日1次,加电针10次,休息3日,继续下一疗程。

先单用第1组穴针刺30次,疼痛有所减轻,但肿块未见明显变软缩小,后配服乳乐口服液(逍遥散加丹参、昆布、半夏、贝母等),经两个多

针药结合治疗,肿块明显变软缩小,如在劳累过度时,尚有微痛,但肿块未增大。于1997年2月20日复诊,红外线扫描示:血管虽有增多,但未增粗及迂曲,双乳呈雾状均匀阴影。判为显效。

按:该患者以乳房疼痛为主诉就诊,在检查触诊时发现肿块,并呈现葡萄状,此多为条索状迂曲的腺管结块,患者来时疼痛较重,故我们先采用针刺胸背组穴位,交替使用,以疏肝理气止痛,经针刺一段时间后,患者疼痛明显减轻,但触诊时,葡萄状肿块仍在,因此在针刺的基础上配合逍遥散加减以疏肝理气、软坚散结,针药结合,最终达到疼痛及肿块消失的目的。

例8　中药治疗乳癖伴有发热者

魏某,女,57岁,1997年11月18日初诊。双乳垂胀疼痛伴发热2个月。

初诊:近2个月来,患者双乳垂胀疼痛,触之疼痛加剧,并伴有烧灼感,在泾阳县某医院确诊为乳腺增生病。服各类药物无任何减轻,别无不适,已绝经9年,无妇科病证。平时不戴内衣,无挤压史。检查:体形略瘦而高,有痛楚面容,舌质略红,苔薄,黄白相兼,脉弦缓。双乳呈条袋形,乳头已至上腹部,全乳皮肤发红而有微胀感,触及双乳皮肤温度较邻近皮肤为高。触及双乳腺体呈硬橡皮样,并有4cm×8cm×3cm条状肿块,压痛明显。近红外线扫描示:双乳外上、外下呈均匀的灰色影,血管增多,但未增粗迂曲。诊为乳腺增生病。查血常规:白细胞无异常。辨证:患者体形瘦而少津多火,积于上焦而乳络受阻,不通则痛,证属乳癖。治宜清热活血止痛。方药:蒲公英30g,金银花20g,当归15g,柴胡10g,乳香3g,没药3g。3剂,水煎服。

二诊(1997年11月21日):服3剂后,双乳烧灼感明显减轻,继服3剂后,烧灼感完全消失。

三诊(1997年11月28日):双乳皮肤与胸部皮肤色泽无异常,自觉烧灼感消失,疼痛已明显减轻,触及双乳肿块明显变软缩小,嘱服逍遥丸,以巩固疗效。

1998年2月5日随访,双乳烧灼疼痛、肿块消失而愈。

按:此例患者乳房疼痛时出现乳房肿块处有灼热感,经查非乳腺炎,且舌质有较明显的热象,患者体形瘦而少津多火,辨证为热邪上扰,故采用蒲公英、金银花等清热之药泄热以治表,最终热去,疼痛消失,乳癖治愈。

例9　电针治疗气滞兼血瘀型副乳乳腺增生病

杜某,女,42岁,1998年9月21日初诊。右腋前胀、刺痛伴肿块2个月。

初诊:患者3个月前突感右腋前不适,未经诊治,近2个月来,肿块较前增大,且在月经前胀、刺痛加重,去公司卫生所检查疑为脂肪瘤,建议手术切除,因惧怕手术而来诊。查:精神可,体形略胖,面色红润,双乳对称,触及右腋前有一3.5cm×3.5cm囊性肿瘤,质软,压痛明显,与周围组织无粘连,颈腋下及锁骨下淋巴结未触及。舌质淡红,苔薄白,脉弦缓。红外线扫描提示为副乳乳腺增生。辨证为肝郁肾虚,冲任失调,痰气血瘀结于腋前脉络。治宜疏肝理气,活血散结,通络止痛。

处方:①阿是穴(副乳肿块上下部各1针),合谷(双),三阴交(双);②肩井,天宗,肝俞,均为双侧穴。

刺法:阿是穴选2寸毫针呈25°刺入肿块内,合谷、三阴交常规刺法,肩井向前刺1寸,天宗向外下方斜刺1寸,肝俞向下斜刺1寸。得气后接G6805型治疗仪,通电30分钟,每日1次,两组穴交替使用。

二诊(1998年9月27日):电针6次,察其面色如常,右腋前疼痛消失,肿块缩小为3cm×3cm,治疗方案同前,休息3天,继针。

三诊(1998年10月10日):再针刺6次后,肿块缩小为1.5cm×1.5cm,质软,无压痛,休息3天,继针。治疗方案不变。

四诊(1998年10月23日):共针18次后,患者心情愉快,右腋下无任何不适感,肿块消失。此时,肝气舒畅,冲任调和,痰气血瘀消散而痊愈,后随访再未复发。

按:副乳乳腺增生,中医古籍中尚无载述。副乳乳腺多位于正常乳房外侧的腋前、腋窝等处。如局部有增大柔软的囊性肿块,多在经前或哺乳期增大疼痛。本案或由先天性发育异常,或由后天肝肾失养,冲任失调,气机郁滞,痰气血瘀凝滞而成。根据脏腑经络辨证,取背部肩井、天宗、肝俞,以疏肝理气,阿是穴疏通局部经气而散结,合谷通络止痛,三阴交调理冲任,滋补肝肾,诸穴合用,并加电刺激,使冲任得调,肝肾得补,疼痛、肿块消失而获痊愈。

例10 屋翳、乳根,穴位埋针治疗乳癖

杨某,女,38岁。1998年11月23日初诊。双乳疼痛、肿块2年。

初诊:患者2年来,每在经前10余天或生气后双乳剧烈疼痛,憋胀、有肿块,伴心烦、急躁易怒。曾服中药数十剂,疗效欠佳。检查:精神可,面色红润,舌质黯,苔白,脉弦缓。专科检查:双乳对称,触及双乳外上象限均有一3.5cm×3cm肿块,呈圆形片块状,质中等硬度,欠光滑,与皮肤及周围组织无粘连,活动可,压痛明显,锁骨下、腋下淋巴未及。强冷光透照,显示为双乳腺增生。此乃肝气郁滞,血行不畅,气血结于乳络,足阳明经气闭阻不通,而致乳房肿块疼痛。治宜疏肝理气,散结止痛。

处方:屋翳、乳根,均双侧取穴,埋针治疗之。方法:常规消毒针具及用具(镊子等)、穴位皮肤后,用镊子夹住麦粒形皮内针柄,由内向外分别平刺四个穴位点至皮下,再用1.5cm×2.5cm长方形胶布顺着针身进入方向紧贴针柄,然后让患者活动两臂,以胸部无疼痛感即可。连续埋针6天。留针期间,每日按压埋针处2~3次,以增强刺激。

二诊(1998年11月29日):察患者面色如故,双乳疼痛较前减轻,触及左侧肿块缩小为3cm×2.5cm,右侧为2.5cm×2.5cm,变软,但压痛仍无变化。治疗方案同前,埋针6天。

三诊(1998年12月6日):精神转佳,自感双乳偶有疼痛,检查:左乳肿块已缩小为2cm×1.5cm,右乳为1.5cm×1.5cm,质软,已无明显压痛,治法同前。

四诊(1998年12月14日):察其心情愉快,月经前、生气后乳痛消失,触摸双乳肿块消失。此乃阳明经气通畅,气血调和,病告痊愈。

按:乳腺增生,中年妇女好发,临床以经前、生气或劳累后乳房疼痛,肿块出现或增大为特征。现代医学认为与女性激素失衡,尤其与雌二醇升高有关。足阳明经脉行胸部,贯乳房,足厥阴经行乳旁,布季胁,本案

病因是由于肝郁气滞,郁滞之气阻遏足阳明所过之乳络而结块闭塞,乳络不通,"不通则痛"。

当肝气不舒时,肝失疏泄而不畅达,故生气后乳房作痛。肝郁气滞,冲任失调,月经必受影响,尤以月经前更需肝气条达,今之肝郁气滞,则见月经前乳痛再作。依据"穴位所在,主治所在"和"经脉所过,主治所及"之原理,病在乳,涉及胃经,故取胃经乳房局部之屋翳、乳根,因两侧乳房皆病,则两侧穴位皆取。因患者家住较远,每天前来诊治较为困难,且病非急症,但需持续性刺激,故选埋针,浅刺而久留,以刺皮部,以弱而长久的刺激,畅通乳部经脉及其皮部,疏肝理气,疏决阳明壅遏之经气,使肿块得散,疼痛消失而获效。

例 11 电针治愈肝郁兼痰湿型多发性乳癖

胡某,女,2002 年 3 月 2 日初诊。双乳肿块 4 年,疼痛 2 个月。

初诊:患者 4 年前无意发现双乳肿块,无痛感,活动可,无压痛,与月经周期无明显关系,遂去医院,确诊为"乳腺增生",未经治疗,近 2 个月来,月经前 10 余天即感乳房胀痛较甚,且肿块增大,月经后疼痛减轻,肿块变小,故引起患者注意而就诊。查:一般情况可,面色略黄,舌质淡红,苔薄白,脉弦滑。专科检查:双乳对称,乳头、乳晕皮色无异常,乳头无溢液。触及右乳内上、外上,左乳内上、外上各有一 3cm×3cm 肿块,呈圆形片块状,边界清,质中度硬,活动度可,与周围组织无粘连,腋下淋巴结未触及。红外线检查结果为"乳腺增生病"。辨证乃肝气郁结,气血阻滞,脾虚失于健运而生痰,痰湿凝滞结于双乳成块而痛。治宜疏肝理气,健脾化痰,通络止痛。处方:①屋翳、乳根、足三里、丰隆;②肩井、脾俞、肝俞、丰隆,均取双侧,得气后接 G6805 型治疗仪,通电 30 分钟。每日 1 次,10 次为 1 疗程。疗程间休息 3 天,进行下一个疗程。月经期停止治疗。

二诊(2002 年 3 月 13 日):针刺第一疗程,触及双乳外上象限肿块呈不规则小块,但双乳内上肿块大小同前,压痛如故,休息 3 天,同前法继续治疗。

三诊(2002 年 3 月 24 日):精神好转,脉弦紧,触及双乳内上象限之肿块缩小为 2.0cm×2.0cm,外上象限均呈小颗粒状,质已变软,仍有压痛。月经前双乳微胀痛。因患者昨日出游感冒,即见清涕,头晕,四肢酸困,此为感受风寒之症,用中药荆防败毒散治疗。电针治疗方案同前。

四诊(2002年4月3日):精神可,心情愉快,自感双乳疼痛消失,触及双乳内上肿块缩小为1.5cm×1cm,外上小颗粒肿块减少,压痛不明显,感冒症状得解,停服中药,电针治疗方案同前。

五诊(2002年4月20日):察其神情佳,脉稍弦,双乳无胀痛,触及双乳内上象限肿块缩小为1.0cm×0.5cm,外上象限颗粒状肿块消失,微压痛,观察疗效,停止针刺治疗,嘱两个月后复查。结果:7月初,双乳肿块均已消失。

按:乳腺增生病属乳腺癌前病变,其小叶增生的癌变率为3%~5%,非典型性增生的癌变率为10%左右。本案病因为肝气郁结,脾虚生痰,痰湿气血运行受阻,凝结乳络所致。我们除应用传统治疗本病的甲乙两组穴位外,加用双侧丰隆穴,其目的是在疏肝、行气的基础上,化其痰。丰隆为足阳明经络穴,胃经络脉从此穴别出后走入足太阴经,足太阴脾具有运化水湿之作用,而痰本为水湿所生,故取本穴健脾祛湿化痰,且临床使用本穴,对有形、无形之痰均有效果。此处之结块也为无形之痰所生,却为有形之物所现。初诊已考虑在肿块的皮下平刺,以其疏通局部经气,散结止痛,因4个象限均有3cm×3cm之肿块,考虑本病部分患者有癌变可能,故未实施,仅加取远端的丰隆穴。虽然止痛和消退肿块较慢,但随着治疗次数的增加,内分泌紊乱逐渐被调整,失衡的状态逐步被纠正,乳房郁滞之气血逐步得以舒畅,痰湿得以除化,肿块由大变小,由块状变成颗粒状,最后消失,皆很好地证明了这一点。

例12 内服疏肝理气、补肾散结中药治疗肝气郁结之乳癖

周某,女,43岁,2003年4月2日初诊。乳房疼痛2年余,加重半年并见肿块。

初诊:患者2年前无明显原因,突感双乳阵发性疼痛,未作治疗。近半年来,尤其在月经前疼痛加重,并出现肿块,且逐渐增大变硬,憋胀不适,剧痛时不能触碰,影响行走,月经来潮后疼痛减轻。曾于当地医院肌内注射抗生素、口服中药1周,疗效不佳,伴有心烦、急躁等症。检查:精

神欠佳，左乳外上象限触及 4.5cm×4.5cm、右乳内上象限 2.0cm×1.5cm 肿块 2 个，质较硬，压痛明显，与周围组织无粘连，边界欠清，腋下淋巴结未触及，舌黯红，苔薄白，脉沉弦。红外线扫描：双乳外上象限有均匀灰影，血管增粗，示为乳腺增生病。证属肝郁肾虚型。治宜疏肝理气，补肾散结，自拟方乳乐汤加减。

处方：柴胡 10g，当归 15g，赤芍 15g，丹参 15g，陈皮 10g，元胡 10g，郁金 10g，莪术 10g，香附 15g，山慈菇 10g，昆布 10g，淫羊藿 15g，水煎服，每日 1 剂。

二诊（2003 年 4 月 8 日）：服上方 5 剂，双乳疼痛明显减轻，但触及乳房肿块大小、质地如前，压痛阳性，脉舌如前。法准药对，继用上方。

三诊（2003 年 4 月 14 日）：再服 5 剂后，心情愉悦，自诉月经前双乳已无胀痛，左、右乳房肿块分别缩小至 3cm×3cm、2cm×1.0cm，质较前略软，压痛阳性，因月经来潮，停服。经后 5 天复诊。

四诊（2003 年 4 月 24 日）：经后双乳疼痛消失，触及乳房肿块均缩小，左侧 2cm×2cm，右侧 1cm×0.5cm，患者诉今日乏困无力，口干。查：舌红，少苔，脉沉，故上方去山慈菇、赤芍，加黄芪 15g、白芍 10g。再服 5 剂，休息 2 天。

五诊（2003 年 5 月 20 日）：双乳疼痛消失，未触及肿块，后随访未复发。

按：情志内伤，肝郁气滞是乳癖发病的主要原因，肝郁气滞则血行受阻，痰湿不化，导致血瘀痰凝。故治宜疏肝理气，补肾散结止痛，用自拟方乳乐汤加味。方中柴胡、当归、香附、陈皮疏肝理气，赤芍、丹参、元胡、郁金、活血止痛，莪术、山慈菇、昆布软坚散结，淫羊藿调理冲任，服十余剂后疼痛明显减轻，肿块缩小，变软，此时，肝气已舒，气血疏通，但活血散瘀之品易耗气伤阴，故去山慈菇、赤芍，加黄芪、白芍，补气养阴，达肝气得舒，痰瘀消散，气血调和而获良效。

例 13　针药合用治疗脾虚血虚兼肝郁型乳癖

闫某，女，43 岁，2003 年 4 月 5 日初诊。双乳疼痛、肿块 3 年。

初诊：患者 3 年前因生气、劳累诱发双乳疼痛，一个月经周期中经常隐隐作痛,而在生气、劳累后加重。当地镇医院诊断为"乳腺病",服中药近2个月,上述症状减轻,但停药2个月后又复发。且伴有心烦、失眠、多梦、乏力、月经错前、纳差。查:精神欠佳,面色萎黄无华。舌质淡,苔白,脉弦细。左右乳外上象限分别触及3cm×2.5cm和3.5cm×3cm之肿块,质软,表面欠光滑,边界清,活动可,触痛(++),腋下淋巴结未触及。红外线检查提示"乳腺增生"。此因平素体虚,脾失运化,气血不足,中土虚弱、肝失所养,失其条达而郁,进而横克脾土,使脾土更虚。治宜补脾益气,养血佐以疏肝。处方:①屋翳(双)、乳根(双)、足三里(双)、气海、三阴交;②肩井(双)、肝俞(双)、脾俞(双)、胃俞(双)、三阴交,两组穴位交替使用,得气后,再接G6805型治疗仪,连续波,电量以患者耐受为度,通电30分钟,每日1次,10日为1疗程,休息3天进行第二疗程。同时服用归脾丸。

二诊(2003年4月16日):精神稍好转,脉舌同前,双乳隐痛减轻,失眠、乏力、心烦等症好转,触及右乳外上象限肿块缩小至3cm×3cm,左乳外上象限肿块缩小至2.5cm×2cm,质软,压痛减轻,治疗方案同前。

三诊(2003年4月27日):精神明显好转,舌质淡红,苔薄白。睡眠可,梦少,乏力明显好转。触及双乳肿块,右侧为1cm×1cm、左侧为1.5cm×1cm,质软,压痛消失,遵前方案继续治疗。

四诊(2003年5月6日):精神佳,面色红润,舌质淡红,苔薄白。双乳疼痛消失,劳累后仍感乏力,但休息后恢复,纳食可,双乳未触及肿块及压痛。病告痊愈。

按:本案为脾气虚弱,气血不足,又兼肝郁所致,治疗以补脾益气,养血为主,兼顾疏肝。方中足三里、气海、胃俞功在补脾,促其运化,助其气血化生之源,针用补法,以彰显功;屋翳、乳根、肩井、肝俞在于疏肝,条达乳部之所而散结块,同时加服归脾丸,以增其补中益气、养血通脉之效,针药并用,使脾健运,气血充,肝气畅,乳块消失而愈。

例14　以疏肝理气、清热散结为法,针药结合治愈乳癖伴乳内发热者

邹某,女,38岁,2006年3月8日初诊。乳房疼痛、肿块,伴乳房发热 1 年 3 个月。

初诊：患者双乳疼痛，尤在生气后或月经前 10 余天逐渐加重，疼痛较重时，乳房内发热憋胀，但皮肤无红肿，身无发热，时有心烦，易怒，曾被当地医院诊为"乳腺增生症"，服"乳康片"无效。查：双乳对称，乳头乳晕无异常，无溢液，皮肤无红肿，右乳、左乳外上象限各触及一 3cm×2cm、2.5cm×2cm 肿块，呈椭圆形，质略硬，表面欠光滑，活动可，与周围组织无粘连，压痛（++），舌质红活，苔薄白，脉弦。红外线示：乳腺增生，证属肝郁化热型。本案由于肝气不舒，气血郁滞于乳络，郁久化热，故乳房疼痛、发热憋胀。治宜清热泻火，疏肝通乳。针刺处方：①屋翳，乳根，合谷；②肩井，天宗，肝俞。两组穴交替使用。方药：二花 20g，公英 20g，当归 15g，赤芍 15g，川芎 9g，柴胡 10g，枳壳 10g，青皮 10g，共 8 剂，每日 1 剂，水煎服。

二诊（2006 年 3 月 20 日）：针第一疗程，服中药后，双乳疼痛、发热均消失，触及两侧肿块均缩小至 2cm×1cm，微压痛，停服中药，电针穴位方法同初诊。

三诊（2006 年 4 月 8 日）：针刺 2 个疗程后，触及肿块右乳为 1cm×0.5cm，左乳为 0.5cm×0.5cm，质软，无压痛，继同前法治疗。

四诊（2006 年 4 月 21 日）：针刺治疗后，经前、生气后双乳无疼痛，发热、肿块消失而愈。

按：本例病因是由于肝气郁结，失于条达，气血郁滞于乳络，足阳明胃脉受阻，结于乳房而致，气血郁滞久而不散，不通而化热，故见乳房胀痛而发热。针刺肝俞、肩井、天宗以疏肝理气，屋翳、乳根、合谷畅阳明经气，服用中药当归、赤芍、川芎通经络血，柴胡、枳壳、青皮宽胸理气，二花、公英清泄有结之乳内发热。针药合用而愈。

例 15　以疏肝理气、软坚散结、活血祛痛为法，针药共施治疗肝郁兼血瘀型乳腺腺病

杨某，女，38 岁，工人，2008 年 3 月 21 日初诊。乳房疼痛伴发肿块 8 余年。

初诊：8 年前自感双乳无规则性疼痛，两月多来自按双乳外侧结块，

自服去痛片,疼痛略减轻,但肿块增大,在泾阳县某医院红外扫描提示为乳腺增生。服逍遥丸等药断续治疗而肿块时大时小,时轻时重。2004年因疼痛加重,又在西安某大医院检查为乳腺腺病,服"三苯氧胺"疼痛明显减轻,肿块略小,但硬度增加。从2004年至2008年,反复治疗,因肿块变硬,担心恶变,经介绍来诊。经前10天,双乳对称,乳头略大,乳晕乳房皮肤色泽正常,触及双乳外上有一3.5cm×3.5cm×3cm肿块,质地略硬,边界欠清,有压痛,乳头无溢液,两腋前可触及淋巴结。B超提示:未见增多血流信号,腺体紊乱,腋下未探及淋巴结,为乳腺增生。患者体形偏瘦弱,神情欠佳,有齿痕,舌质浅红,苔薄黄,脉弦细,食量少,大便干,两日一次,睡眠可,月经错前,量少色黯,经来未见小腹胀痛,妇科检查无异常。

辨证:该患者病程较长,时痛时止,而致肝郁气滞,兼之气虚体弱,痰结乳络,郁久变硬,发为肝郁血瘀型乳癖。

治疗:宜疏肝理气,软坚散结,活血祛痛,针药配合治之。针灸:胸组配足三里,背组配膈俞,以活血祛瘀,隔日一次。药物:柴胡10g,赤芍20g,白术10g,茯苓10g,香附10g,元胡10g,昆布15g,海藻15g,陈皮9g,黄芪30g,5剂,水煎服,每日1剂。

二诊(2008年3月28日):已针3次,服药5剂,肿块略变软,大小同前,舌脉同前,继针5次,中药同上方,5剂。

三诊(2008年4月17日):已针8次,服药10剂,双乳未痛,双乳肿块缩小为2.5cm×2.5cm×1.5cm,别无不适,因疼痛消失,肿块缩小,心情愉快,月经已来,停止治疗,嘱经后10天复诊。

四诊(2008年4月28日):自述双乳未痛,精神爽快,睡眠甚佳,触及双乳肿块缩小为1.5cm×1.5cm×1cm,无压痛,因疗效较好,继针5次,每日一次,效不更方,5剂,每日1剂。

五诊(2008年5月4日):触及双乳肿块为1cm×1cm×0.5cm,无压痛,继针及服药。

六诊(2008年5月19日):先后经四十余天,共针刺20次,服药20剂,双乳肿块已消失,停止治疗,为观察疗效,嘱1个月后复诊。

七诊（2008年6月10日）：双乳未痛，未触及肿块，为近愈，嘱其以后如有疼痛速来就诊，从病人邻居得知其病未复发。

按：此例患者，B超结合查体均示肿块较硬，诊断为乳腺腺病，其病理为乳腺纤维组织增多，此病一般病程较长，治疗乳腺增生的药物很难使肿块变软、缩小，单用针灸也难以消除肿块，应当延长治疗时间，以获疗效，且应告知患者病情，取得其配合。该患者经一疗程治疗后，肿块开始变软，疼痛消失，信心增强。

郭老认为，作为医者应勤思善悟，不能一法治百病，《千金要方》云："若针而不灸，灸而不针，皆非良医也。针灸而不药，药而不针灸，亦非良医也。"说明临床时，应灵活运用不同治法。郭老的临床体会：肿块较硬的乳腺病，针药结合比单一治法效佳。近两年来考虑到服用软坚散结之品，服药周期长，且易伤及肠胃，故改用软坚散结的药液，按照一定工艺进行离子导入，将药液透入肿块内，既不伤肠胃；又无针刺之痛，疗效较好，病人也乐于接受。

例16　疏肝理气，针刺配合中药治疗乳癖

陈某，女，43岁，2011年1月25日初诊。双乳胀痛5年余。

初诊：患者5年前因生气后出现双乳疼痛，月经前12天开始痛，生气后加重，呈胀痛样，向右腋下放射，伴烦躁易怒，手足心热，记忆力下降，眠可，二便调。月经推后6周，量少。查：患者面色黄，精神差，舌尖红，苔薄白，脉弦细。专科检查：双乳对称，乳头、乳晕色泽无异常（经后3天），右乳外上可触及1.0cm×0.5cm肿块，质中等，边界欠清，压痛，右腋下、锁骨上淋巴结稍疼痛。本病由肝失疏泄条达，肝经气血阻滞，聚于肝经而成，曾做彩超，示右乳腺增生伴纤维腺瘤。据症诊断为乳癖，肝郁气滞型。治宜：疏肝理气，散结止痛。

针刺治疗：①屋翳、乳根、合谷、太冲、三阴交；②肩井、肝俞、肾俞、天宗。两组穴位交替使用，每日1次，10次为1疗程，月经期停刺。

二诊（2011年2月5日）：经针刺后，患者疼痛有所减轻，烦躁易怒、手足心热、记忆力下降略有减轻。查：患者面色稍黄，精神稍好转，舌尖红，苔薄白，脉弦细。右乳外上触及0.5cm×0.3cm肿块，质稍软，触痛不

显。经前治疗后有效,继用针灸治疗,处方:甲组穴去合谷,加足三里。

三诊(2011年2月12日):自感针刺效果不明显,因多在经前疼痛,现月经期未到,故未出现疼痛,查右乳肿块为0.5cm×0.3cm,左乳未触及。烦躁易怒、手足心热、记忆力下降明显改善。治疗:①针灸处方不变。②中药处方:柴胡10g,炒党参12g,生白芍10g,夜交藤10g,炒白术12g,酒炒延胡索12g,当归10g,白茯苓8g,青皮9g,陈皮9g,炙甘草6g,黄精12g,红枣15g,生姜5g。5剂,水煎服,日1剂。

四诊(2011年2月17日):经前治疗,自感右乳微痛,查:右乳未触及肿块,无压痛,舌质淡嫩,脉沉细。基本痊愈。

按:本案属肝郁气滞型乳腺增生病,治宜疏肝理气、散结止痛,经针刺配合药物治疗,终获显效。

例17 补气养血,针刺配合中药治疗气血两虚型乳癖

赵某,女,32岁,2011年3月22日初诊。双乳疼痛3年余,加重半年余。

初诊:患者3年前不明原因出现双乳疼痛,呈持续性,月经前8天开始痛,并向右腋下放射,伴面色淡白,少气懒言,自汗,乏力,头晕眼花,二便调。曾经中、西医诊治,有效但未愈,半年前自感上症加重,且月经推后3周,量少,遂来我院就诊。查:患者面色苍白,精神差,舌淡红,苔薄白,脉细濡。专科检查:双乳对称,乳头、乳晕色泽正常,右乳外下可触及3.5cm×3.5cm肿块,右腋下压痛,左乳触及3.0cm×3.0cm略硬腺体,微压痛。分析本病由素体气虚,无以化生血液致气血两虚,乳络失养,气血运行不畅而成。据症诊断为乳癖,气血虚弱型。治宜:补气养血,散结止痛。

治疗:①针刺。取穴乳根、人迎、膻中、期门、足三里、血海、三阴交,每日1次,10次为1疗程,月经期停刺。②方药。黄芪30g,党参20g,当归15g,鸡血藤20g,茯苓15g,白术12g,瓜蒌壳18g,陈皮12g,郁金30g,夏枯草30g,黄药子20g,甘草3g。5剂,水煎服,日1剂。

二诊(2011年4月12日):经针刺结合药物治疗后,患者双乳疼痛有所减轻,面色淡白、少气懒言、自汗、乏力、头晕眼花如故。查:患者面

色稍苍白,精神差,舌淡红,苔薄白,脉细濡。双乳增厚腺体有所改善。经上述治疗后有效,继用针药结合治疗,加耳穴,处方为内分泌、胸、乳腺、肝、胃,中度刺激,或用王不留行籽贴压。

三诊(2011年5月31日):自感针刺效果明显,双乳疼痛基本消失。面色淡白、少气懒言、自汗、乏力、头晕眼花有所好转。中药处方:党参24g,白术18g,五味子8g,川芎10g,云苓15g,白芍12g,熟地15g,当归12g,丹参15g,黄芪24g,栀子9g,旱莲草18g,香附10g,阿胶12g,山慈菇12g,山药18g,5剂,水煎服,日1剂。

四诊(2011年6月3日):经前治疗,双乳未触及肿块,无压痛,余无不适。查:舌质淡嫩,脉沉细。病告痊愈。

按:本案属气血虚弱型乳腺增生病,治宜补益气血、散结止痛,经针刺配合药物治疗终获显效。

例18　疏肝理气法治疗肝郁气滞型乳癖

蔺某,女,47岁,2011年4月19日初诊。双乳疼痛伴肿块10年余。

初诊:患者10年前因生气后出现双乳疼痛伴肿块,月经前10天始痛,经后消失,生气后加重,呈胀痛,向双腋下放射,伴烦躁易怒,手足心热,腰困痛,记忆力下降,眠可,二便调。月经推后1周,量少,无块,末次月经为4月4日,经服中、西药治疗有效,未愈。查:患者面色黄,精神差,舌尖红,苔薄白,脉弦细。专科检查:双乳对称,乳头、乳晕色泽无异常(经后10天),右乳外上可触及3.0×3.0cm肿块,左乳头上方见3.0×3.0cm肿块,质中等,表面欠光滑,边界欠清,触痛轻微,腋下、锁骨上淋巴结无异常。本病由肝失疏泄条达,肝经气血阻滞,聚于双乳而致疼痛。据症诊断为乳癖,肝郁气滞型。治宜:疏肝理气,散结止痛。针刺治疗:①屋翳、乳根、合谷、太冲、三阴交,均双侧;②肩井、肝俞、肾俞、天宗,均双侧。两组穴位交替使用,每日1次,10次为1疗程,月经期停刺。

二诊(2011年4月22日):经针刺后,患者双乳疼痛有所减轻,肿块如前、烦躁易怒、手足心热、腰困痛、记忆力下降如故。查:患者面色稍黄,精神好转,舌尖红,苔薄白,脉弦细。右乳外上触及2.5cm×2.5cm肿块,质中等,边界欠清,触痛不显。经上述治疗后有效,继用针灸治疗,处方：①甲组穴去合谷，加足三里；②乙组穴加脾俞。

三诊（2011 年 4 月 26 日）：自感针刺效果不明显，因多在经前疼痛，现月经期未到，所以未出现疼痛，右乳肿块为 2.5cm×2.5cm，左乳同前。烦躁易怒、手足心热、腰困痛、记忆力下降稍有改善。治疗：甲组穴处方不变；乙组穴加胃俞。

四诊（2011 年 4 月 29 日）：经前 8 天，自感双乳微痛，以左乳为著。查：右乳未触及肿块，无压痛，左乳第三肋靠胸骨处有突起，压痛，左乳外上未触及肿块，无压痛，内上 2.5cm×2.5cm 肿块。查：舌质淡嫩，脉沉细。据症为肝郁气滞乳腺增生，伴左侧肋软骨炎。治疗：①左乳外敷伤湿止痛膏；②中药处方：当归 15g，白芍 15g，川芎 9g，熟地 15g，黄芪 30g，党参 30g，香附 10g，元胡 10g，炒艾叶 10g，肉苁蓉 10g。5 剂，水煎服，日 1 剂。

按：本案为生气后出现双乳疼痛伴有肿块，为肝郁气滞，治宜疏肝理气、散结止痛，针药结合，内外兼治，终达痊愈。

例 19　针刺治疗脾肾两虚型乳癖

熊某，女，33 岁，2011 年 4 月 26 日初诊。双乳疼痛伴肿块 4 年余。

初诊：患者于 4 年前无明显诱因出现双乳疼痛伴肿块，疼痛呈酸困样，多在经后 10~14 天痛剧，经前、经期无痛感，伴神疲乏力，腰酸困痛，大便溏。月经周期、量、色无异常，有小血块，月经来潮时腹痛酸坠。曾做红外线检查，诊断为双侧乳腺增生。查：形体偏瘦，面色可，舌体略胖，舌面略光，有齿痕，脉弦细。专科检查：经后 6 天，左乳外上 1.5cm×1.5cm 肿块，质较软，右乳外上 2.5cm×2cm 肿块，质中，边界尚清，触痛，活动可。腋下淋巴结未触及。据症诊断为乳癖。患者形体偏瘦，素体阴虚，脾虚不能运化水湿，阴虚生热，热灼成痰，痰瘀阻滞乳络而成肿块。治宜健脾益肾。

针刺治疗：①屋翳、乳根、合谷、足三里；②天宗、肩井、肝俞、肾俞。操作：针刺得气后接 G6805 型治疗仪，通电 30 分钟，每日 1 次，10 次为 1 疗程。

二诊（2011 年 5 月 7 日）：经 1 个疗程针刺治疗后，患者自觉双乳刺痛减轻，肿块变小，仍乏力、腰酸困痛，大便溏。查：左乳外上肿块缩小至

1cm×0.5cm,右乳外上肿块缩小至2cm×0.5cm,质软,边界清,触痛不明显,活动可。舌体略胖有齿痕,苔薄润,脉弦细。继续针刺治疗。

三诊(2011年5月16日):双乳自觉无痛感,按压时略疼,乏力、腰酸困痛较前有明显改善,大便略溏,眠可,小便可。查:经前4天,双乳外上可触及散在颗粒,触痛不明显,舌质不红活,苔薄黄,脉弦细。继续针刺治疗。

四诊(2011年5月27日):双乳自觉疼痛较前明显好转,肿块变小,无压痛,乏力消失,腰酸困痛较前有所改善,饮食、睡眠可,大便略溏。查:双乳外上均可触及散在颗粒,无触痛、压痛,舌质淡红,苔薄白,脉弦。继续针刺治疗。

五诊(2011年6月3日):自觉双乳疼痛、乏力、腰酸困痛均消失,二便可。查:双乳均未触及肿块,无触痛,无压痛,舌淡红,苔薄白,脉平。临床治愈。

按:本案患者素体阴虚,脾虚不能运化水湿,阴虚生热,热灼成痰,痰瘀阻滞乳络而成肿块,不通则痛。在治疗中应注重辨病与辨证相结合,屋翳宣畅乳部经气,散结化滞;乳根位于乳房局部,属于胃经,刺之可宽胸理气,消除患部气血之瘀阻;天宗、肩井、肝俞疏肝胆之气,解郁止痛;足三里通络止痛;肾俞补益肝肾,调节冲任。诸穴相配,健脾益肾,疗效显著。

例20　以中药为主,清泻肝火法治疗肝火型乳癖

许某,女,51岁,2011年5月2日初诊。右乳头疼痛17年,加重1年。

初诊:患者于17余年前出现右乳头疼痛,近1年加重,呈刺痛,向腋窝放射,双乳头溢液,呈灰色样,疼痛生气后加重,与月经、劳累无关,伴腰酸痛,时有耳鸣,常感口苦咽干,目赤烦躁,大便干,眠差,小便调,怕冷,易怒。停经已近2年。服三苯氧胺有效。查:舌质淡红,体胖,苔薄黄,脉结。专科检查:左乳略大于右乳,呈袋形乳,左乳未触及肿块,无压痛,右乳头上可见皮肤呈皱形,乳头下垂,乳晕正常,右乳头上方可触及0.8cm×0.8cm肿块,活动度可,有压痛,挤压时见溢液。诊断为乳腺增生

病(囊性),治法为清肝泻火。本病为肝气郁结,郁而化火,灼伤乳络。治宜清肝泻火,化痰散结。

治疗:①针刺。甲组穴:屋翳、合谷、膻中、太冲;乙组穴:肩井、天宗、肝俞、肾俞、太溪。两组穴位交替使用,皆用泻法,得气后接电针治疗仪,通电30分钟,每日1次,10次为1疗程。②中药。当归15g,白芍15g,柴胡10g,莪术10g,香附10g,龙胆草21g,元胡10g,贝母10g,山药15g,芡实15g,黄芩15g,5剂,水煎服,日1剂。

二诊(2011年5月17日):服药后症状有所缓解,但右乳疼痛感觉未减轻,右乳溢液有所减轻,颜色变淡。腰酸痛,时有耳鸣,常感口苦咽干,目赤烦躁,大便干,眠差,小便调,怕冷稍有减轻。查:舌红苔薄,脉弦细数。经上治疗,患者自感有所好转,拟继用上法针刺配合药物治疗,并嘱患者饮食清淡,注意休息。由于患者拒绝针刺,故单用中药治疗:当归15g,白芍15g,柴胡10g,茯苓10g,香附10g,元胡10g,三七粉6g(另包,分三次服),生甘草6g,3剂,水煎服,日1剂。

三诊(2011年5月31日):经2个疗程的治疗,患者右乳未见疼痛,自感疗效明显,腰酸痛、时有耳鸣、口苦咽干、目赤烦躁等症状有所改善,大便干、眠差、怕冷基本好转。查:舌质淡红,脉细数。

四诊(2011年6月3日):经上治疗后,患者自感右乳疼痛消失,余无不适。查右乳肿块明显变软缩小,效不更方,继续中药治疗,并建议下次经前10天再来就诊,以巩固疗效。

按:本案患者属肝火型乳癖,治宜清泻肝火、化痰散结。经中药治疗后,终获痊愈。肝藏血,主疏泄,体阴而用阳,若妇人情志不畅,易郁而化火。方中柴胡条达肝气、疏解肝郁,得香附之助可调经血,白芍微寒,养血敛阴,柔肝缓急,得当归之助,补血养血,龙胆草、黄芩清泻肝火。诸药配合可清肝火、泻郁热。

例21 中药内服结合中药离子导入治疗乳癖

马某,女,29岁,2011年8月9日初诊。右乳痛1年余,双乳肿块5~6个月。

初诊:患者1年前因行经期间跟家人意见不合,发生争执后右侧出现乳房剧痛,未治疗,自行缓解,之后右乳反复出现疼痛,常于月经前、精神紧张及生气后加重,多为胀痛,偶发刺痛。最近5~6个月,发现两侧乳房有肿块,未系统诊治,曾服用中成药(具体药物不详)无效。经期正常,经色紫黯,伴有血块,且小腹时痛。纳差,睡后易醒,醒后不易再次入睡,舌淡红,苔薄白,脉弦数。此因情志不畅,肝气郁结,肝气不疏,脉络受阻后致乳房疼痛,治宜疏肝理气,活血通络。

专科检查:双乳对称,大小正常,乳头无回缩,无分泌物,乳头、乳晕皮色无异常,左乳外上触及3cm×3cm肿块,右乳外上触及4cm×2cm增厚之肿块,形态不规则,质中等,边界不清,触痛明显,活动度可。锁骨上窝及双腋下淋巴结无异常,红外线检查示:双侧乳腺增生。

治疗:中药离子导入4次,治疗重点放在肿块位置,结合屋翳、乳根等穴。每日1次,以能耐受为度。

二诊(2011年8月15日):经4次导入治疗后,患者自觉疼痛有所减轻,触及肿块同前,无明显变化。治疗:①中药内服。当归15g,白芍15g,柴胡10g,白术10g,茯苓10g,香附10g,元胡10g,贝母10g,枳壳10g,5剂,水煎400ml,分早晚温服,每日1剂。②继续中药离子导入治疗,每日1次。

三诊(2011年9月15日):经上述治疗后,患者自觉偶有疼痛,且程度较轻,今为经后7天,肿块明显变软、缩小,压痛不明显,此次月经无血块,小腹疼痛明显减轻,饮食、睡眠均有所好转。舌淡红,苔薄白,脉弦数。查:左乳外上1cm×0.5cm、右乳外上2cm×1cm肿块,质软,边界不清,触痛,活动度可。治疗:①继续服用上方5剂,水煎服,每日1剂;②继续中药离子导入,隔日1次。

四诊(2011年9月25日):经上述治疗后,肿块消失,乳痛未再出现,饮食、睡眠、二便均可。嘱继续服用中药5剂以加强疗效。

按:本案患者精神压力大,情志不畅,肝气郁结不得疏泄,气血凝结乳络。经过口服中药及中药离子导入内外结合治疗后,病告痊愈。

例22 针药结合,理气活血法治疗肝郁兼血瘀型乳癖

陈某,女,36岁,2011年8月10日。乳房疼痛伴肿块一年余。

初诊：患者 1 年前无明显原因，双乳出现肿块、疼痛，疼痛多在经前或生气后发生，呈刺痛样，并向腋下、肩背部放散，伴烦躁易怒，食欲不佳，食后腹胀较明显，大便可，月经一月两行，经来腹痛，量少，有血块，色紫黯。曾服中药及贴膏药，效果不佳。查：精神差，面色偏黄，舌淡红，苔薄白，边有齿痕，脉细数。专科检查：双乳对称，乳头、乳晕色泽无异常，双乳头下方可触及 1.2cm×1.2cm×0.6cm 肿块，双乳外下象限分别可触及颗粒状肿块，质地均较软，活动尚可，边界欠清，压痛明显，腋下及锁骨下淋巴结未触及。本病由肝气郁结，气滞血瘀，气血凝滞于乳络而成肿块。治宜理气活血，采用针刺治疗。处方：①甲组穴，屋翳、乳根、合谷、三阴交；②乙组穴，肩井、肝俞、天宗、膈俞。两组穴交替使用，得气后接 G6805 型治疗仪，通电 30 分钟，每日一次，10 次为一疗程，月经期停刺。

二诊（2011 年 8 月 17 日）：针 7 次后乳房胀刺痛减轻，已无腋下、肩背部放散痛，烦躁易怒有所好转，食欲不佳，食后腹胀改善不明显。查：精神差，右乳头下包块已缩小至 0.6cm×0.6cm×0.3cm，片状，压痛不明显，双乳外下象限颗粒状肿块未触及。嘱次日局部进行中药离子导入，并给予如下中药内服：当归 15g，白芍 15g，柴胡 10g，白术 10g，茯苓 10g，香附 10g，元胡 10g，丹参 15g，橘叶 9g，丹皮 9g，焦山栀 9g，5 剂，水煎服，日 1 剂。经后间断内服，注意随诊。

三诊（2011 年 8 月 23 日）：双乳微痛，生气、睡眠不佳时有痛感，烦躁易怒有所减轻，腹胀除，查：右乳头下可触及 0.5cm×0.5cm×0.5cm 肿块，无压痛。精神可，舌淡苔薄白，脉细缓。治疗：①针刺，甲组穴加右乳肿块围刺和双侧足三里，乙组穴加次髎，两组穴交替使用；②继续服用上方中药治疗；③继续行中药离子导入治疗。

四诊（2011 年 8 月 31 日）：经 7 次治疗后，自觉双乳疼痛基本消失，期间因劳累后出现微痛，休息后缓解，情绪较前有明显好转，疲乏感消失，饮食增加，经来量中，色淡红。查：右乳头下可触及散在颗粒状物，无压痛，舌淡苔薄，脉缓。治疗同上。

五诊（2011 年 9 月 8 日）：经 5 次导入治疗后，期间乳房再无疼痛，情绪良好，食欲佳，精神好，嘱其平日注意饮食，以清淡为主，自我调节情绪,尽量保持情绪平稳。临床治愈。

按:本病由肝气郁结,聚于乳络而发病。除屋翳、乳根、天宗、肩井、肝俞等治疗肝郁气滞型乳癖的常用穴位外,足三里为足阳明胃经之合穴,可补益脾胃,疏经通络止痛;三阴交为足三阴经之交会穴,可补益肝肾,调节冲任;次髎活血调经;膈俞活血理血。并于月经前后给予丹栀逍遥散,养血健脾,疏肝清热。加之中药离子导入乳部,刺激肿块,诸法合用治疗而愈。

例 23 清骨散加减治疗肝肾阴亏、冲任失调型乳癖、乳房灼热

张某,女,45 岁,农民,2012 年 4 月 28 日。乳房疼痛伴灼热 2 月余。

初诊:患者 3 年前曾患乳腺增生病,经服"乳乐冲剂"而愈。2012 年 2 月 20 日经富平县某医院检查确诊为子宫肌瘤,行子宫切除术。现术后 1 个月,身体恢复尚可,饮食、睡眠正常,大便微干结,近 10 天自感双乳胀而增大,并伴灼热感,心情烦躁,食欲、睡眠一般,面色黄,舌质红,少苔,脉弦细,精神尚佳,但略显疲倦,双乳房皮色、乳头、乳晕无异常,但乳房增大如哺乳期乳房,按压双乳房腺体增厚,无明显肿块,无压痛,双乳房皮温较胸部增高。

辨证:据脉症合参,由于子宫全切,创面失血,必造成冲任失调,导致肝阴亏损,乳络痰结,发为乳癖,日久邪气化热。

治则:通络散结,清热。

方药:当归 15g,白芍 20g,川芎 9g,生地 15g,蒲公英 20g,二花 15g,香附 12g。3 剂,水煎服,日 1 剂。

二诊(5 月 4 日):面色黄枯,舌质红,苔薄黄,脉弦细,双乳房较胸部皮温高,膨隆如哺乳状乳房,按压双乳腺体增厚,无压痛,考虑因乳房发热较重,药力不够,可继用上药,3 剂,以观其效。

三诊(5 月 12 日):舌脉同前,症情及乳房形态如前,经思考用药无效,是否因血虚而导致肝阴虚,而成骨蒸潮热,虽未出现手足心发热和盗汗症状,只突显乳房发热,可用清骨散加减。方药:银柴胡 12g,胡黄连 10g,秦艽 10g,穿山甲 10g,青蒿 10g,五加皮 15g,当归 15g。3 剂,水煎服,日 1 剂。

四诊（5月18日）：患者来电告知，服药后，双乳胀感、灼热感均明显减轻。嘱继服上剂。

6月15日得知，患者双乳胀感及灼热感消失，8月询及一切均正常。

按：郭老经验，乳房灼热可用四物汤加蒲公英、二花、香附之药，多能获得显著疗效。而此病按此法诊治用药，却未获效，不得不另行思考。因患者数年前曾患乳腺增生病，今年因子宫全切，导致冲任失调，失血阴虚，兼之因手术思虑，必耗精损液，体阴大亏，虽未出现骨蒸劳热，只现乳房灼热，可能系既往有乳腺增生病史，又行子宫全切，阴血大伤，阳气亢盛而发热，发于乳房则见乳房灼热，此与以往用补血清热之品治疗乳房灼热不同。既悟其理，可改弦更张，以清骨散加减而愈，表明所思辨之法是符合症情的。故在临床治疗中，应知常达变，勿固守一法，是其要也。

例24　针药结合治疗气滞血瘀兼化热型乳癖

张某，女，42岁，于2012年8月31日初诊。双乳疼痛、肿块3年余，加重1个月。

初诊：患者于3年前因与人吵架后，双乳发现肿块并伴乳房胀痛，随后又阵发刺痛，乳痛常于月经前10天发生，近1个月来刺痛明显加重，其痛由原来的偶然阵作变为频繁发生，且持续时间较原来延长，并向左侧腋下放散，病人自述衣服触及也感疼痛，乳房胀痛、左乳发热均轻微，多梦，纳食、大便不畅。曾在本地医院服用中药（不详），效不佳，已于本院针灸科针刺治疗5次，中药离子导入治疗1次，自感痛未减轻。末次月经为8月5日，量少、色黑、有块，少腹微痛。查：精神可，面色略黯，舌质黯红，苔薄白腻，脉弦涩。专科检查：月经前4天，双乳对称，乳头乳晕偏黑，左乳外上象限可触及2cm×3cm肿块，活动度欠佳，质略硬，右乳头上可触及3cm×3cm肿块，质中，边界弥漫，双乳触、压痛明显，双腋下淋巴结未触及。彩超示：双侧乳腺增生。据证诊断为乳癖，本病因肝郁气滞而致血行不畅，瘀血阻闭乳络而成血瘀型乳癖，气滞日久，部分化热。治宜活血化瘀，疏肝理气，清热止痛。方药：丹参30g，川芎15g，三七粉5g（冲服），元胡10g，当归15g，白芍15g，柴胡10g，香附15g，蒲公英20g，二花15g，紫花地丁15g，莪术10g，5剂，水煎服，日1剂。

二诊（2012 年 9 月 4 日）：经服用上药 5 剂后，双乳刺痛、胀痛、多梦、大便不畅较前均减轻，左乳热感消失，纳食可。查：左乳外上象限肿块缩小至 1.5cm×1.5cm，右乳头上可触及 2cm×2cm 肿块，质均较前稍变软，双乳触、压痛均减轻，精神稍好转，面色、舌、脉如故。治疗：①继续服用上方，5 剂，水煎服，日 1 剂。②针刺治疗。取左、右侧乳部肿块局部阿是穴、屋翳（双）、乳根（双）、合谷（双）、血海（双）、三阴交（双），留针 30 分钟，每日一次。

三诊（2012 年 9 月 10 日）：经服用上方后，双乳胀痛消失，刺痛明显减轻。左乳内上疼痛，睡眠欠佳，饮食可，大便略干。查：经前 10 天，左乳未触及肿块，自觉左乳内上近胸骨处不适，无压痛，右乳头上 1.5cm×1.5cm 质中、增厚腺体，无触、压痛。精神、面色均稍好转，舌质淡，苔薄白，脉弦细。治疗同前。

四诊（2012 年 9 月 15 日）：经针刺及药物治疗后，左乳疼痛及不适感消失，右乳仍有轻微偶发刺痛，睡眠可，二便调。查：左乳未触及肿块，右乳头触及散在颗粒，舌质淡红，苔薄白，脉弦细。治疗同前。

五诊（2012 年 9 月 20 日）：经针刺及药物治疗后胸胁胀痛消失。查：双乳未触及肿块，无压痛，舌质淡红，苔薄白，脉弦。临床治愈。

按：本案为肝郁气滞，气郁化火，瘀血阻滞于乳络而结块，不通则痛。经辨证后取穴，屋翳、乳根为局部选穴，以宣畅乳部阳明经气而活血通络，宽胸理气，消除患部气血瘀阻；阿是穴发挥局部消块、通络作用，而缓解疼痛；合谷疏通阳明经气，通络止痛；血海、三阴交活血化瘀。诸穴相配，再合中药，疗效显著。

二、乳房杂病

（一）乳癖、男性乳房发育症、幼女乳房发育症

例 1　理气解郁、化痰软坚法治疗乳癖

王某，女，30 岁，山西太原河西人，1978 年 4 月 21 日初诊。左乳结块伴疼痛 5 年。

初诊：左乳房内有多个结块 5 年余，质硬而颇光滑，周围皮肤与肿块粘连，有两处破溃瘢痕，疼痛，1977 年经某医院病理检查，确诊为增殖性结核。全身倦怠无力，食欲不振，月经前双乳房胀痛，苔薄白，脉弦细滑。据症为肝郁痰凝之乳痨。治宜理气解郁，化痰软坚。中药处方：逍遥瓜贝散加减。当归 12g，赤芍 10g，柴胡 10g，茯苓 10g，香附 10g，木香 10g，瓜蒌 10g，贝母 10g，焦白术 10g，牡蛎 15g，神曲 10g，甘草 6g，水煎服，日 1 剂。

二诊（5 月 5 日）：服上方 12 剂，乳房结核、疼痛消失，质软，精神好转。上方加百部 10g、猫爪草 10g、鳖甲 30g。水煎服，日 1 剂。

三诊（5 月 21 日）：服上方 15 剂，乳房肿块基本消失，无压痛，临床治愈。

按：乳房结核临床已很少见，治疗时应配合西医的抗结核药物，中西医结合治疗，相得益彰，可缩短疗程，提高疗效，促使早日痊愈。

例 2 散结止痛法治疗幼女乳房发育症

杨某，女，10 岁。1980 年 6 月 3 日初诊。双乳疼痛、肿块 3 个月。

初诊：患者近 3 个月来双乳疼痛并见包块。上课时胸部靠及课桌或不甚触碰则疼痛，经服止痛药物治疗无效。查：精神佳，面色略黄而润。触及双侧乳头下各有一 1.5cm×1.5cm 之肿块，质略硬，边界清，活动度可，与周围组织无粘连，压痛（++）。舌质淡红，苔薄白，脉沉细。冲任均起胞中，与女子月经密切相关，月经源于子宫，而子宫与乳房关系密切，乳头、乳房系足阳明胃经所过之处，若胃经经气不畅，气血凝滞则见乳房结块，气血不通则痛。治宜调理冲任，理气止痛，取屋翳、乳根、膻中、合谷、三阴交穴，均双侧，隔日 1 次，每次治疗留针 15 分钟，留针期间行针 2 次，平补平泻手法。

二诊（1980 年 6 月 14 日）：针刺 6 次后，自感双乳疼痛明显减轻，触及肿块缩小为 1cm×1cm，且变薄变软，压之微痛。治疗方案同前。

三诊（1980 年 6 月 25 日）：针刺 10 次，察其神情活泼，乳房亦无痛感，肿块缩小为 0.5cm×0.5cm，呈片状，无压痛，继续前法治疗。

四诊（1980 年 7 月 5 日）：经再针 4 次，双乳未痛，触及肿块已消失，无压痛,共针 14 次而愈。

按:幼女乳房发育症临床较为少见,系指发生于 6~10 岁女孩,一侧或两侧乳房的疼痛性肿块,别无不适,经检查其他一切正常。本案病因系幼女性器官已开始发育,但尚未成熟,卵巢分泌的雌、孕激素总量不足,比例失调,雌激素相对孕激素分泌较多,刺激乳房而发病,其发病部位多集中在乳头根部。郭老认为,本例为肾气未充,冲任失调,肝气郁结,阳明经气不畅,气而郁滞所致。取乳房局部穴位屋翳、乳根,疏通局部经气,散结止痛;取任脉膻中,足三阴经交会穴三阴交调理冲任;取合谷,通阳明经气而调和气血,故获佳效。

例3 围刺针法为主,配合体针治疗男性乳房发育症

梁某,男,38 岁。1996 年 6 月 7 日初诊。双乳肿块、疼痛 2 月余。

初诊:患者 2 个月前无意中发现双乳头下有肿块,触之微痛,未予重视,近月来肿块较前增大,压痛明显,时感胸闷、恶心,吐痰涎,于当地医院肌内注射"青霉素注射液" 6 次无效,遂来诊。查:平素体健,精神可,触及双乳头下各有一 2.0cm × 1.5cm 的椭圆形肿块,质略硬,表面光滑,边界清,活动可,与周围组织无粘连,压痛明显,锁骨下、腋下淋巴结无肿大。舌质黯红,苔厚腻,脉弦。辨证为血瘀痰阻型,治宜活血化瘀,散结止痛。

治疗方法:①围刺法。选 1 寸毫针,消毒后,于肿块周围上下左右各 1 寸处,针尖向肿块方向呈 25° 刺入 0.8 寸,但不刺中肿块。②配合体针,穴取中脘、足三里、丰隆、三阴交,施平补平泻手法,留针 30 分钟,留针期间,行针 2 次,每日 1 次,8 次为 1 疗程。

二诊(1996 年 6 月 17 日):精神佳,触及双乳头下肿块均缩小至 1.5cm × 1cm,质变软,压痛不明显,治疗方案同前。

三诊(1996 年 6 月 30 日):触及双乳肿块消失,无压痛。此乃肝胃经气通畅,气血调和,痰湿已除,2 个疗程而愈。

按:男性乳房发育症可在乳房的一侧或双侧出现,其质较硬,多位于乳头之下。本案是由于气滞血瘀、痰凝阻于乳络,致阳明经气不畅而发疼痛、肿块。治疗取乳块四周阿是穴,采用多针围刺,其目的在于疏通局

部络脉气血。配以中脘、足三里、丰隆,寓循经"上病下取"之意,以健脾利湿化痰;针三阴交调补肝肾。诸穴合用,标本兼治而获效。

例4 针刺配合外贴药膏治疗男性乳房发育症

纪某,男,57岁,1997年7月24日初诊。左乳疼痛5个月,加重2个月,出现肿块1个月。

初诊:患者5个月来自感左乳疼痛,未予重视,近2个月疼痛渐重,经服止痛药无效,近1个月,左乳出现肿块并增大。在本厂卫生所服用维生素E等药,效不显,遂就诊于西安某医院,外科建议手术切除,因家属拒绝而来诊,以求保守治疗。自诉伴有心烦、易怒、胸胁胀痛、善叹息、食纳、心悸、失眠。检查:双乳外形不对称,左乳大于右乳,左乳头下触及一3cm×3cm圆形肿块,质硬,压痛明显,边界欠清,与周围组织无粘连,颈、锁骨下、腋下淋巴均未触及,舌质黯红,苔白,脉弦细。红外检查示:"男性乳腺增生"。此由冲任失调,肝失疏泄,气血聚集阻于乳络而发病。治宜疏肝理气,养血止痛。针刺取穴:①甲组穴,屋翳、乳根、合谷、足三里、血海;②乙组穴,肩井、肝俞、天宗、足三里、血海。均双侧取穴,两组穴交替使用,足三里、血海用补法,余穴均用泻法,每日1次,每次30分钟,留针期间,行针2次,8次为1疗程。外敷药物:五倍子100g、乳香20g、没药20g。共研极细末,米醋500ml煎至200ml,放凉后,与药粉调成糊状,装瓶备用,将药膏均匀涂于患处,用塑料薄膜覆盖,每日1次,如皮肤红痒则停用。

二诊(1997年8月3日):察其面色如常,精神好转,左乳疼痛减轻,触及肿块缩小为2cm×2cm,质略软,压痛减轻,休息3天,治疗方案同前。

三诊(1997年8月16日):左乳疼痛消失,左乳肿块缩小为1cm×1cm,呈片状,质软,压之微痛。休息3天,同法治疗。

四诊(1997年8月29日):心情愉悦,左乳疼痛、肿块消失。

按:男性乳房发育症,中医称之为"乳癖",可发生在任何年龄,但以青少年及老年男性较多见。现代医学认为,本病为雌激素分泌相对偏高,刺激乳房所致。陈实功《外科正宗·乳痈论》:"男子乳疾与妇人微异,女损肝胃,男损肝肾。盖怒火房欲过度,以致肝虚血燥,肾虚精虚,血脉不得上升,肝经无以荣养,遂结肿痛。"该案为老年男性,本为肝肾不足,冲任失调,但以肝郁,气血阻闭于乳络致血虚为主而发病。治疗选用甲、乙两组穴位,调理冲任,疏肝理气行血,并在患处外贴活血散结之膏药,方中五倍子具有较好的散结作用,郭老常用来治疗痰气互结之肿块,乳香、没药活血止痛。本法针药结合,共奏疏肝理气、养血止痛之功。

例5 调理冲任法治疗男性乳腺发育症

张某,男,73岁,于2011年8月12日初诊。右乳房肿块、疼痛6月余。

初诊:患者6个月前无明显诱因,右侧突然出现乳房疼痛,压痛明显。曾服"桂枝茯苓丸"及"消结安胶囊",乳痛有所减轻,但近日疼痛如故,遂来就诊。精神差,面色无华,饮食一般,睡眠不佳,二便调,舌质淡,苔白,脉沉细。有高血压病史,测得血压为140/90mmHg。专科检查:双乳不对称,右乳较大,乳头无回缩,无分泌物,乳头、乳晕皮色无异常,右乳外上象可触及1.2cm×1.5cm×0.8cm肿块,微压痛,表面光滑,边界清楚,质略硬,活动度欠佳。锁骨上窝及腋下淋巴结未触及肿大。此因冲任失调致男性乳腺发育,治宜调理冲任。治疗:①针灸,取右侧屋翳、乳根、合谷,局部围刺;②乳乐冲剂,每次1袋,每天3次,冲服;③肿块局部中药离子导入,每日1次,1次30分钟。

二诊(2011年8月23日):经上述治疗后,肿块无明显变化,治疗上停用中药离子导入,针刺右屋翳、乳根、双合谷。乳乐冲剂2袋,冲服。

三诊(2011年8月30日):经针刺及服药治疗后,患者右乳肿块明显变软,缩小,轻度压痛。查:右乳上可触及1.0cm×1.0cm肿块,边界不清,质较韧,继续目前治疗。

四诊(2011年9月2日):患者诉近日右乳未出现疼痛,精神可,饮食可,睡眠较前好转,舌淡红,苔薄白,脉弦。现右乳略大于左乳,腺体略硬,无压痛,故暂停针刺治疗,改为中药离子导入,每日1次。

五诊(2011年9月13日):今日复诊,右乳略大于左乳,肿块消失,近愈,于1个月后复查。

按：本案患者为冲任失调，气血瘀滞，阳虚痰湿内结，经脉阻塞，导致乳房肿块、疼痛。郭老针药结合，积极治疗原发病，调节内分泌，同时进行对症治疗，加强患者对本病的认识，保持心情舒畅，生活起居有规律，注意劳逸结合。

乳腺发育在男性中越来越常见，据报道，男子乳腺发育发生率在40%以上。病理检查发现其乳腺导管上皮增生，周围组织中有炎细胞浸润，以及乳晕下脂肪增多。男子乳腺发育病因复杂，主要原因考虑性激素水平紊乱，一种是雌激素水平增高、雄激素水平降低，另一种是雌激素与雄激素比值增高。约有半数的男子乳腺发育找不到明确原因，各种激素水平测定均正常，临床上将此种情况诊断为特发性男子乳腺发育。

（二）乳房发育异常

例1　疏肝理气、调理冲任法治疗乳房肥大症

王某，女，26岁，未婚，营业员，西安市人，1979年9月22日来诊。双乳剧增3个月。

初诊：近3个月来，自感双乳迅速增大，未予介意，近半个月双乳垂胀感加重，遂来就诊。饮食、二便正常，睡眠欠佳，月经周期、经量均可。伴有心烦易怒。由于乳房过度增大，几次推迟结婚日期。

查体：体形瘦小，神情不佳，舌质淡红，脉细缓，双乳肥大已过胸外，下垂至脐上，一侧乳房增大与自己腰相等，触其双乳房腺体丰满柔软，内有不规则结块，压痛不明显，腋下淋巴结未触及。据症为冲任失调之乳房肥大症。治宜疏肝理气，调理冲任。

针刺处方：①膻中、屋翳（双）合谷（双）、三阴交（双）；②肩井、天宗、肝俞，均双侧。胸胁胀满时去合谷，加外关；胃脘痞闷时加足三里。刺法：两组穴交替使用，每日1次，平补平泻，留针30分钟。

二诊（1979年9月26日）：针治3次，自感双乳垂胀减轻，胸胁胀满消失。

三诊（1979年10月18日）：共针16次，双乳明显回缩至第7肋下缘，停止治疗。

1980年3月获悉,患者已于1980年元旦结婚,至今乳房再未增大。

按:乳房肥大症是青年女性在非哺乳期出现的短期内乳房增大病症,多伴有情志不舒表现,与肝经气血上冲过盛、冲任失调有关,故应与正常的青春期乳腺发育相鉴别。另应观察患者性激素水平变化,并告诫青年女性不能因为追求形体美而乱用雌激素药物。

例2 针刺治疗冲任失调之乳房肥大症

孟某,女,28岁,工人,已婚,咸阳市渭城区人,1980年8月3日初诊。乳房肥大2月余。

初诊:初产哺乳1年后断乳已半年,近2个月来,双乳较哺乳期明显增大,无疼痛,饮食、二便正常,月经未见异常,伴有心烦、四肢困倦。

查体:体形健壮,神情佳,舌质淡红,无苔,脉弦缓。双侧乳房增大到胸肋外,乳头已下垂至上腹中部,腺体丰满略软,触及双乳内有不规则硬结,无压痛,乳头、乳晕及乳房皮色无异常,腋下淋巴结未触及。根据舌脉症,辨证为冲任失调兼肝郁之乳房肥大症。治宜舒畅乳部气机,兼调冲任。

治疗:针灸。选穴处方:①屋翳(双)、膻中、乳根(双)、外关(双)、三阴交(双)、合谷(双);②天宗(双)、肝俞(双)。有痰湿之症时,去合谷加丰隆。刺法:上两组穴位交替使用,每日1次,平补平泻,留针30分钟。

二诊(8月11日):用上法针治5天后,双乳垂胀感消失。针8次后,双乳已回缩,休息4日后继针。

三诊(10月9日):4个疗程结束时,双乳已回缩至胸外缘以内,双乳头抬高至6~7肋缘,触及双乳腺体柔软,乳房内不规则的硬结已消失,据患者自述乳房已恢复到哺乳时的大小。

1981年随访,双乳正常。

按:郭老在多年临床治疗中,体会到乳房肥大症、乳腺增生病、巨乳症、巨纤维瘤之间区别如下:乳房肥大症一般在2~3个月内双乳迅速增大,无疼痛,仅有重垂感,外观双乳呈明显的对称性增大,根据体形多超出大乳的范畴,皮肤色泽、乳头、乳晕无异常,可触及肥大的乳房松软,有时还可触到条索状或结节状肿块,但无压痛,患者多疑虑惊恐,别无不适。乳腺增生病,单侧或双侧乳房也会略有增大,但多局限,一般不会超过哺乳期乳房,常有乳房胀痛、刺痛,严重时可向腋下、肩背放射,并在经前、生气后、劳累后加重,肿块增大变硬,经后疼痛减轻,肿块消失或变小变软,常伴胸胁不舒等,触及乳房有中等硬度包块,压痛明显。巨乳症则乳房增大迅速,资料表明,在数月或 1~2 年内可达数千克,目前无特效疗法,只能手术切除。但郭老通过针灸治疗的 2 例乳房肥大症患者,不但阻止了乳房的进一步增大,且较治疗前有明显缩小,说明针灸可调整内分泌,稳定内环境,促使病情好转而获愈。关于乳房肥大症是否就是巨乳症的早期,尚需更多的乳腺病专家深入探讨。乳房肥大症与肾上腺、垂体、肝病及内分泌等有关时,应治疗原发病。但临床上也常见原因不明者,用针灸或其他方法进行治疗,使其早日获愈,不要因一时查不出原因,就妄说此症别无可治,只等乳房增大成巨乳症才进行手术切除。巨型纤维瘤,乳房增长迅速,但多为单侧乳房增大,触压时乳房质地硬,无压痛,与月经周期无关。

例3 调理冲任法治疗乳房发育不良并发乳痛症

刘某,女,21 岁,2011 年 7 月 26 日初诊。双乳发育不良并发乳痛半年。

初诊:患者乳房胀痛半年余,多在月经前 3~4 天加重,月经后则减轻,并伴有面部痤疮,饮食、睡眠可,二便正常,月经量较少,颜色、周期正常,舌淡,苔黄白相兼,脉弦细。查:精神可,值经期第四天,左乳略大于右乳,乳晕青紫色,属小型乳,乳房未充分发育,左乳外下、内下可触及迂曲脉管,有压痛,右乳未触及肿块。此因患者肝气郁结,乳络不通,不通则痛,因患者为气滞,所以表现为胀痛,经前气血阴阳俱盛,故疼痛在经前加重。治宜疏肝理气,调理冲任。

针刺治疗:取屋翳、乳根、膻中、三阴交,均取双侧,经后隔日一次,每次治疗留针 15 分钟,留针期间行针 2 次,平补平泻。

二诊(2011 年 8 月 7 日):经 10 次针刺,右乳略小于左乳,自感双乳较前变软,面部痤疮未见好转,针 1 次后停 2 日,再继续针刺一个疗程。

加耳尖放血,肺俞穴针刺拔罐,隔日一次。并嘱患者清淡饮食,少食辛辣刺激之品。

三诊(2011 年 8 月 25 日):经过近 1 个月的治疗,患者自述乳房胀痛较前减轻,双乳较前变软,面部痤疮稍有好转,月经量较前稍有增加,但仍少。处理:①继续上述治疗方法;②加中药内服,柴胡 10g,香附 15g,元胡 10g,郁金 10g,紫花地丁 10g,当归 15g,白芍 15g,败酱草 10g,生甘草 6g,3 剂,水煎服,日 1 剂。

四诊(2011 年 9 月 27 日):经过 2 个月的治疗,患者经前乳房胀痛消失,面部痤疮较前明显减少,月经量亦接近正常。效不更方,继续针刺治疗,加耳尖放血疗法,肺俞穴针刺拔罐,停服中药。

按:本例为乳房发育不良症,该病患者多为肝郁体质,治疗上采用疏肝理气法多能取得良好效果。

乳房是一个外胚层器官,起源于皮肤,属于胸壁浅层结构。女孩从 12~13 岁起,乳房开始发育,至 15~17 岁基本成熟。尽管有人种、族群差异,大致上乳腺是由 15~20 个腺叶组成。乳房发育不良是一种先天性疾患,主要为腺体组织缺少,皮肤仍光整而有弹性。发生在单侧者,常伴胸大肌发育不良或缺如,也可因青春期前乳房区烧伤引起;双侧者可能系发育成熟期乳腺组织对性激素不敏感所致,乳头发育可以正常。

屋翳宣畅乳部经气,散结化滞;气会膻中,针刺本穴,宣畅气机,气机畅则乳络自通;乳根为局部取穴,对乳房疾病可取得较好疗效。因本例患者为肝郁,所以在用药方面选用柴胡、香附、元胡、郁金等疏肝理气之品,另加入紫花地丁、败酱草等清热败毒之药,考虑到面部痤疮,再结合耳尖、肺俞放血疗法,效果更佳。

例 4　乳房局部注射雌二醇治疗青年女性乳房未发育症

艾某,女,20 岁,1989 年 6 月 1 日初诊。左乳发育不良 10 年。

初诊:10 岁时,患右侧幼女乳房发育症,经治愈后,随年龄的增长,右侧乳房逐渐增大,左侧乳房未增大而求治。

查体:体形发育正常,舌、脉、饮食、二便、睡眠、月经均无异常。右乳房发育正常,左乳如同 10 岁左右幼女乳房,乳头也略小。其母亦为左乳房未发育症。辨证为左乳房未发育症。治疗：雌二醇 0.5ml，1 支，隔 3 日在左乳外上略深于皮下注射，后在外下、内上、内下各方位注射，依次类推，2 星期后隔日在左乳周围同上法注射。

二诊（8 月 1 日）：经注射 10 支雌二醇后观察左乳略有增大，但不明显，自感全身无不良反应。

按：经 2 个月乳房局部注射雌二醇，虽全身未发现不良反应，但患者的临床疗效不够明显，患者丧失信心而中断治疗。2 年后随访得知左乳增大不明显，但考虑其母亦为"左乳房未发育症"，疑与遗传因素有关，不能定论。此为失败案例一则，如实记录于此。

例 5 外敷、中药等综合治疗幼女巨乳症

郭某，女，13 岁，2012 年 11 月 23 日初诊。双乳增大 9 月余。

初诊：患者于 2010 年 10 月发现双乳逐渐增大，无疼痛，饮食、睡眠、二便均正常，月经未潮。查：发育可，面色略黄，神情低落，体形偏瘦，乳房直径约 36cm，双乳增大，皮色发红，乳头增高，右乳上 2cm 处有一周径 41cm，上下径 35cm，左右径 34cm 包块。舌淡红，苔薄黄，脉弦数。今年 7 月在上海市某医院服中药（柴胡 9g、郁金 12g、制香附 15g、延胡索 15g、丹皮 9g、生山楂 9g、夏枯草 30g、蒲公英 30g、白花蛇舌草 15g、莪术 30g、三棱 9g、半枝莲 30g、龙葵 30g、白英 15g、蛇六谷 30g、虎杖 15g）10 剂，肿块有所减小。病理检查：间质有较显著的假血管瘤样间质增生、纤维组织增生，其中有簇状导管增生、扩张，上皮增生及假乳头增生，未见明显小叶结构，符合青春期女性乳房肥大。治宜疏肝理气，软坚散结。

处理：①硫酸镁冷敷。取硫酸镁 100mg，用 500ml 冷水融化，外敷。②中药外敷。苦参 100g，鱼腥草 100g，水煎 15 分钟后用药汁浸纱布冷敷。③中药内服。当归 12g，赤芍 12g，柴胡 10g，茯苓 10g，莪术 9g，三棱 9g，海藻 15g，夏枯草 15g，蒲公英 15g，太子参 15g，玄参 15g，生薏仁 15g，瓜蒌 15g，7 剂，水煎服，日 1 剂。

二诊（2012 年 11 月 29 日）：经综合治疗后，自感肿块较前变软、缩小，乳房皮色较前稍好转，继续采用上述治疗方法，并加中药离子导入 5 次，定期复查。

三诊（2012年12月4日）：经以上治疗后，肿块明显较前变软、缩小，乳房皮色几乎接近正常，效不更方，继续采用上述治疗方法，并定期复查。

四诊（2012年12月9日）：患者神情欢愉，面色较治疗前大为好转，饮食、睡眠可，二便调，查：乳房肿块较治疗前已经明显变软、缩小，乳房皮色正常，继续采用上述治疗方法，并定期复查。

按：巨乳症又称乳房肥大、大乳房或巨乳房，是指女性乳房过度发育，含腺体及脂肪结缔组织过度增生，体积超常，与躯体明显失调。巨乳症多见于青春期少女或青年女性，常发生在两侧，偶见限于一侧。乳房过大系因腺体及脂肪结缔组织对雌激素异常敏感所致。遗传因素亦属有关因素之一。幼女巨乳症较为少见，本案病因系幼女性器官已开始发育，但尚未成熟，卵巢分泌的雌激素、孕激素总量不足，比例失调，雌激素相对孕激素而言，分泌较多，刺激乳房而发病。经中西医综合治疗有效。

（三）乳漏、乳衄、乳头溢液

例1　补益气血，提摄乳汁法治疗气血两虚型乳漏

冯某，女，28岁，山西原平人，1979年5月20日初诊。产后双乳结块疼痛成漏2个月。

初诊：今年3月2日（产后20多天）患乳腺炎，初用青霉素、链霉素无效，改服中药瓜蒌牛蒡汤治疗，仍未取效。40日后脓成，手术切开排脓。术后患者高热不退（体温39℃左右），伤口旁有结块，色红，皮薄光亮。3日后第2次手术，术后从刀口流乳不止，久不愈合，乳漏形成，即来我院治疗。

查体：左乳外下象限，伤口灰黯不泽，无焮红热痛之势，伤口周围硬结，脓液稀少，乳流不止，右乳外上象限也有结块，全身虽弱，尚可支持，但见面黄肌瘦，精神欠佳，舌苔薄白，脉细弱。此为气血两虚型乳漏，治宜补益气血，提摄乳汁。

方药：当归15g，黄芪30g，赤芍15g，川芎6g，熟地10g，麦芽30g，焦

山楂 30g。每日 1 剂,水煎服。

二诊(1979 年 5 月 24 日):服上方 2 剂后,乳漏流乳已止,伤口尚未痊愈。治宜补气血,清余毒。方用赤芍瓜蒌甘草汤加减:赤芍 30g,甘草 10g,黄芪 30g,当归 15g,连翘 10g,公英 15g,瓜蒌 10g,白蔹 10g。每日 1 剂,水煎服。外用:九一丹掺伤口;外敷太乙膏。

三诊(1979 年 6 月 4 日):经上述治疗后,伤口已愈合。但患者不放心,一星期后复诊。嘱其以逍遥丸调理,保持情志舒畅。痊愈返回工作岗位。

按:本例属急性乳腺炎反复发作,溃烂成漏,日久不愈者,因久病伤及气血,无力托毒生肌而成。缓则治其本,用补益气血法收敛生肌,因为哺乳期,故加提摄乳汁药通乳。

例 2　外科清创引流术治疗反复发作性乳头漏

夏某,女 20 岁,未婚,永寿县农民,1995 年 4 月 3 日初诊。乳头部反复破溃 3 年。

初诊:右乳头部反复破溃 3 年未愈,曾在当地服中西药无效来诊,患处时有疼痛,皮肤发红,2 日后即溃破,流出血性脓液少许,自服一些消炎药(具体不详),数日后脓液渐少,疼痛消失,伤口愈合,如此反复发作,常感忧伤,饮食、二便、月经、精神均可。查体:体形略瘦,面色红润,舌质淡红,脉细缓。右乳头微内陷,右乳晕外上有一绿豆样破溃伤口,挤压有少许脓液排出,带有少许血丝,伤口周边皮肤青黯。化验:白细胞 7.6×10^9/L,中性 0.74。乳部伤痛虽迁延 3 年,但饮食可,兼之年轻正气旺盛,拒邪毒局限于外,正气未衰,局部清除邪毒可愈,据症为乳头漏。治疗:患部常规消毒后局麻,用探针探通瘘管,从乳头口出,未见分支,切开后,伤口两侧略修剪,填充凡士林纱条,加盖敷料。

二诊(1994 年 4 月 9 日):3 日后换纱条未见脓液,基底部肉芽已生,呈粉红色。嘱回家按时换药,保持伤口清洁,6 月后得知,伤口已彻底愈合。

按:乳头漏应与乳漏相鉴别。乳头漏多发生于乳晕部或乳晕与乳房交界处,常发生在未哺乳期青年或中年妇女,患部皮肤呈暗红色,且有较硬肿块,多在吃刺激性食物(如辣椒、鱼肉、狗肉、饮酒)后,反复破溃,流出少许脓液而无乳汁,经服清热败毒和消炎药可愈。乳漏是指哺乳期妇女患乳痈而失治,如邪毒内侵传囊或手术误伤乳腺管,致使乳汁从远离乳晕的乳房其他部位的溃口流出。两者应予以鉴别,乳头漏的瘘管较单一,不是形成多个瘘管,可用清热败毒、祛瘀活血之中药治愈。

例3　中药温肾阳、散寒邪,疏肝通经法治疗肾阳虚肝经郁结之乳衄

李某,女,34 岁,农民,1982 年 3 月 2 日初诊。乳头溢液 1 年余。

初诊:乳头溢液 1 年余,内衣经常被血性溢液污染,但无疼痛,伴有月经推后(40~50 日),经来小腹疼痛,婚后 10 年未育,曾服中、西药无效,于 1981 年 10 月去西安某医院做 X 线造影,确诊为"乳腺导管内瘤",建议手术切除,患者不同意手术,故来诊。

查体:体形略胖,神情佳,皮肤黝黑,但身体健壮,舌、脉未见异常,饮食、二便均可,用手挤压乳头可见血性溢液,内衣已有血迹印斑数处,从X 线造影片见 1.5cm×1.5cm×1cm 的椭圆形肿块。由于患者丈夫长期在外工作,患者平时下水地劳动,水湿寒邪客于胞宫,经期不能按时而至,兼之婚后 10 年未育,常有忧思,肝气不舒,致使冲任失调,肝郁横逆,上冲乳络,迫血妄行,而见乳衄(导管内乳头状瘤)。证为寒客胞宫,肾阳虚衰,肝气郁结。因其路途较远,不能每日用针灸治疗,故用中药。治宜温肾散寒,疏肝解郁,止血。

方药:温经汤合柴胡疏肝散加减。吴茱萸 10g,当归 15g,川芎 9g,白芍 15g,人参 9g,桂枝 10g,丹皮 9g,半夏 9g,柴胡 10g,青皮 9g,仙鹤草 10g,焦山栀 9g。每日 1 剂,水煎服。

二诊(1982 年 3 月 26 日):服上药后乳头溢液同前,建议手术为宜,病人拒绝手术,只能在上方的基础上去仙鹤草、焦山栀,加入败毒(具有抗癌功效)的山慈菇、重楼。

三诊(7 月 3 日):共经 4 个月的中药治疗,乳头血性溢液已消失,停服中药。

四诊(9 月 15 日):从 7 月 3 日诊后未再复发。1983 年 9 月询及其

弟,知其已生产一女孩。

相隔 16 年后于 1998 年 7 月随访,专程来告知一切均正常。

按:乳衄是临床常见的乳腺导管内病变,属中医血证范畴。一般血证治疗,多用凉血止血、祛瘀止血和固摄止血。此例患者素感寒湿,伤及肾阳,又情志抑郁致肝经血脉不通,上逆为衄。根据中医辨证,以温肾散寒加疏肝理气通络为主,兼用凉血止血,甚效。此例体现了中医辨证施治不拘一格的思维特点。

例 4　针药并用清泻肝火,健脾止血法治疗肝郁脾虚型乳衄

张某,女,45 岁,1992 年 4 月 13 日诊。右乳头溢液 3 个月。

初诊:右乳头溢液 3 个月,逐渐加重,但无疼痛,饮食、二便均正常,伴有月经量少,周期紊乱。1 个月前曾去西安某医院确诊为导管内瘤,及时住院手术,入院 3 日后看到同病房患者手术后的痛苦状态,第 4 日早晨拒绝手术而出院,回家后思想负担很重,以为将不久于人世,给儿女流泪嘱托后事,致使全家沉浸在悲痛之中,故来诊时,母女双双流泪,哭叙病情。

查体:体形匀称,身体健康,神情颓丧,悲伤不止,心烦,难以入睡,舌质不红活,苔略黄,脉弦。双乳对称,乳头、乳晕、皮色无异常,乳头有清稀粉红色溢液,量多,内衣见多处血色印迹,按压时溢液呈喷射状,但未触及肿块。辨证为肝郁化火、脾失统血之乳衄。治宜清肝热,疏肝气,健脾利湿。治疗前告知患者要用针灸治疗,根据以往经验效果较佳,必要时可配服中药,患者同意。针灸处方:①屋翳、乳根、合谷,均双侧,泻法;足三里(双),用补法。②膈俞(双)、脾俞(双),补法;肝俞(双),泻法。因右乳溢液量多,故胸部屋翳、乳根两穴用双侧,也可加电脉冲刺激,电量可根据穴位补泻而定,泻法电量略大,补法电量宜小,以上两组穴交替使用,每日 1 次,连针 10 次。

二诊(4 月 25 日):已针 10 次,右乳溢液分泌量未减,溢液呈淡红色,质较清稀,别无不适。

三诊(5 月 8 日):第二疗程,右乳溢液量减少,挤压时可溢出,但无喷射状,呈清亮色。

四诊（5月12日）：病情较前好转，神情安定，烦躁消失，饮食、二便、睡眠均可，为了加快疗效，配服清热疏肝、健脾利湿之中药，予丹栀逍遥散加减：当归10g，白芍15g，柴胡10g，茯苓10g，白术15g，重楼10g，山慈菇10g，蒲公英20g，丹皮9g，炒山栀9g，薏苡仁30g。每日1剂，水煎服，连服8剂。针灸：原定两组穴去足三里，加阴陵泉，以健脾利湿。

五诊（5月25日）：经针灸治疗3个疗程，配服中药8剂，右乳溢液挤压时未见溢出，饮食、二便、睡眠均可，月经周期不规律，舌、脉无特殊变化，属近期治愈。停止治疗，3个月后复查。

六诊（9月2日）：未见溢液，乳头、乳晕未见异常，乳房未触及肿块，无压痛，已愈。

按：通过多年来对数十例导管内瘤患者的治疗，郭老积累了一定经验，用针刺配服中药，一般多能在2~3个月获愈。针刺可根据病情选取穴位，但患乳的屋翳、乳根两穴必选，中药以补益气血之黄芪、当归及清热败毒之蒲公英、重楼、山慈菇必用。实验观察到，针刺可以提高人体免疫功能，调整内分泌，增强机体的抗癌能力，兼服中药，两者相得益彰，从而达到祛邪不伤正的目的，也可减轻服用抗癌药物的副作用。

例5　针灸治疗冲任失调型乳头溢液

刘某，女，49岁，2012年1月3日初诊。双乳头溢乳、乳房刺痛9年。

初诊：患者无任何诱因，乳头出现乳汁样溢液、乳房刺痛，疼痛较重，无明显时间性，腰背疼痛，今年3月份双目发涩，眼干，经滴眼药水后可愈，月经紊乱，白带为乳白色。查：精神可，乳头、乳晕无异常，挤压乳房时可见乳汁样溢液，量较多，双乳腺体已经萎缩，未扪及肿块。舌淡红，无苔，脉细缓。本案属肝郁气滞，冲任失调，致气血瘀滞，经脉阻塞不通。治宜调理冲任。处方：①维生素 B_6 两盒，一日三次；②方药：山药10g，薏苡仁20g，芡实30g，大米50g，煮粥喝。

二诊（2012年3月20日）：经上述治疗后，乳头溢液、乳房刺痛、腰背疼痛、舌脉同前。查：双乳头挤压时可见乳汁样溢液，双乳萎缩，未扪及肿块及压痛,形瘦。曾查泌乳素增高,并有小垂体瘤(2010年),纳可,二便调。处理:①继续服用维生素B₆。②上粥加入大枣3枚。③针灸治疗。甲组穴位:屋翳、乳根、合谷、三阴交;乙组穴位:肩井、天宗、肝俞、肾俞。两组穴位交替使用,隔日一次。④耳穴:王不留行籽贴压双耳内分泌,3日一次。

三诊(2012年3月27日):经治疗后,乳头溢液减少,乳房刺痛、腰背疼痛减轻。处理:继续上方治疗4次。

四诊(2012年4月5日):经针刺等综合治疗后乳头溢液减少,腰背疼痛消失。处理:继续上方治疗,定期复查。

按:乳头溢液是乳腺疾病的常见症状,可分为生理性溢液及病理性溢液。生理性溢液是指妊娠和哺乳期的泌乳现象,口服避孕药或镇静药引起的双侧乳头溢液及绝经后妇女单侧或双侧少量溢液等。病理性溢液是指非生理情况下,与妊娠哺乳无关的一侧或双侧来自一个或多个导管的自然溢液,间断性、持续性从数月到数年的乳头溢液主要是指病理性溢液。

本案患者属肝郁气滞,冲任失调,使气血瘀滞,经脉阻塞,导致乳房结块、疼痛,并出现溢乳、月经不调等症。宜针药结合治疗,屋翳宣畅乳部经络,散结化滞;乳根位于乳房局部,属于胃经,刺之可宽胸理气,消除患部气血之瘀阻;天宗、肩井、肝俞疏肝胆之气,解郁止痛。中药则选用疏肝理气之品。

例6 针刺加药物治疗乳头溢液

靳某,女,29岁,于2012年7月24日初诊。产后仍然泌乳2年。

初诊:患者生产后乳汁过多,现产后2年仍有泌乳,乳房、胸胁胀痛,情绪抑郁,易怒,脘腹胀闷,食欲不振,眠可,二便调。曾服用断乳药、小金丸等,效果不显,乳房现仍有泌乳。月经及经量无异常,末次月经为6月26日。舌红,苔薄黄,脉细缓。专科检查:现经前2天,精神可,双乳对称,乳头乳晕皮色无异常,双乳未触及肿块,挤压时双乳头有乳白色溢液。B超示:双乳乳腺增生,左乳局限性导管增宽。据证诊断为乳头溢液。病因为肝气郁结,伤及脾胃,迫乳外溢。治宜疏肝理气,健脾。治疗:

①针灸。甲组穴：双侧屋翳、乳根、合谷；乙组穴：天宗、肩井、肝俞。其中天宗穴针刺后拔罐，留针 10 分钟。②方药。炒麦芽 100g，煅牡蛎 50g，山药 20g。3 剂，水煎服，日 1 剂。

二诊（2012 年 7 月 27 日）：服药及针刺 3 次后，患者自述乳头溢液较前有所减轻，胸胁胀痛、脘腹胀闷及乳房胀痛较前明显改善，情绪最近有所好转，饮食、睡眠、二便可。查：挤压时双乳头有少量溢液，舌质淡红，苔薄黄，脉细缓。治疗同前。

三诊（2012 年 7 月 31 日）：患者自觉乳头溢液消失，但胸胁仍有胀满感，脘腹胀闷及乳房胀痛较前明显缓解。情绪较前有明显好转。查：双乳头溢液消失，舌质淡红，苔薄黄，脉细缓。治疗同前。

四诊（2012 年 8 月 4 日）：服药及针刺治疗后，患者乳头溢液及脘腹胀闷消失，胸胁胀满、乳房胀痛症状较前明显好转，情绪一般，饮食、睡眠、二便可。查：双乳头溢液消失，舌质淡红，苔薄白，脉缓。治疗同前。

五诊（2012 年 8 月 9 日）：经服药及针刺治疗后，自觉胸胁胀满及乳房胀痛消失，乳头未再溢液，情绪精神佳。查：双乳头溢液消失，舌淡红，苔薄白，脉平。临床治愈。

按：本案为肝气郁结，伤及脾胃，迫乳外溢。治宜针刺与药物相结合，疏肝理气，健脾。

（四）乳痈、乳汁少

例 1 针药并用，清热解毒、通络散结治疗乳痈

胡某，女，24 岁，1996 年 3 月 2 日就诊。右乳红肿疼痛 6 日。

初诊：患者产后 10 日，乳汁分泌较多，婴儿每次不能将乳汁吸完而积乳胀痛，随而用手挤压以减轻胀痛。近 6 日来，乳房胀痛逐渐加重，且右乳外下象限红肿，伴有口干、身热，当地医生用硫酸镁外敷并肌内注射"青霉素注射液"3 日，疗效不显而来诊。检查：神清，面红。右乳外下象限触及 3.5cm×3.5cm 肿块，质略硬，皮肤潮红，灼热，但无波动感。体温 37.8℃，舌尖红，苔少略黄，脉数。此由乳汁瘀积，火热邪毒内侵乳房，热

毒与积乳互凝,乳络阻塞而成。治宜清热解毒,通络散结。针刺穴位:甲组:屋翳、乳根、合谷;乙组:天宗、肩井、肝俞,均取双侧,两组穴位交替使用,用泻法,每日1次,每次30分钟,留针期间行针2次。方药:蒲公英50g,金银花30g,赤芍20g,瓜蒌30g,穿山甲6g,连翘15g,地丁20g,生甘草10g。水煎服,每日1剂,分3次口服。

二诊(1996年3月6日):服上方3剂,针3次后,身热退,右乳红肿疼痛明显减轻,乳房肿块缩小为2cm×2cm。质略软,但仍压痛。上方加皂角刺20g、丝瓜络12g。针刺穴位同前。

三诊(1996年3月10日):再服3剂,针3次后,精神佳,面色如常,右乳肿块消失,哺乳正常,乳痈告愈。

按:乳痈即现代医学的乳腺炎,好发于哺乳期妇女,多见于初产妇及乳汁多而积乳的产妇,以乳房红肿疼痛为特征。本案为乳汁瘀积,乳络不痛,败乳蓄积热毒内盛所致。治宜清热解毒、通络散结。肩井穴是古今治疗乳痈的经验穴,系足少阳、手少阳、足阳明和阳维脉的交会穴,故针之可通调以阳明经为主的诸经经气,临床具有清热散结、消肿止痛之效。合谷乃大肠经原穴,大肠经与胃经均属阳明,阳明布乳房,故针之可畅阳明、活乳络。病属实证,针当泻法,泻其实热之邪。内服方为自拟蒲公英汤,具有清热解毒,通络散结之功。

例2 回乳通络解毒法治疗肝火蕴结之乳痈

程某,女,24岁,咸阳市人,1997年8月25日初诊。产后20天,右乳红肿疼痛2日。

初诊:右乳红肿疼痛2日(产后20日),未经治疗,来我科诊治,身无寒热,饮食、二便均可,乳汁较多。查体:形体强健,舌质略红,脉数。右乳外上有5cm×5cm×3cm红肿硬块,皮肤呈红色,体温37.8℃。患者形体强健,正值哺乳期,胃经气血充盛,肝经火热蕴结不畅,成毒成痈(急性乳腺炎)。治宜清热解毒,理气通络。方药:蒲公英50g,金银花30g,赤芍30g,青皮10g,甘草9g。1剂,水煎服。嘱第2日复诊,以观察病情变化,随证施治,但不知何故未来。

二诊(11月22日):述其3个月前初诊,服药1剂,第2日未来复诊。因听邻居介绍一位有治乳腺炎"秘方"的"医生",经其外贴膏药3个月,右乳破溃已愈,但左乳又发乳痈,溃破1月余,不但伤口排脓且有乳汁流出。近20日来,脓液渐少,但乳汁较多,伤口时愈时溃,乳汁又从伤口排出,但每日依然外贴膏药,外敷以卫生纸,再不做任何治疗,自患乳痈后,不能给婴儿哺乳、干重活,仅贴膏药花费3000余元。患者咨询其同学后,来诊。查体:体形矮胖,神情可,饮食、二便正常,舌、脉无异常。右乳外上靠乳晕处有一如黄豆样凹陷瘢痕,左乳外上靠乳晕处有一如绿豆样凹陷伤口,挤压有少许清淡脓液,继则有大量乳汁排出,压痛不明显。辨证:乳痈早期宜服清热解毒之品,使其加速消散。如仅外贴膏药清热败毒难以获效,致使邪毒内蕴成脓,脓成后应切开引流,使毒邪外泄,但依然外贴膏药使其自溃,结果邪毒内传于囊,损其乳络而乳汁出,外传侵其皮肤而自溃。因伤口过小且居于上,排脓不畅,形成脓腔,长期积脓为患,兼之乳汁从此外流冲击,故久不收口。由于体健,正气未衰,虽迁延日久,仍能抗邪于乳部,否则邪毒传于脏腑,有危及生命之忧。故此期,治宜回乳通络解毒。方药:麦芽60g,焦山楂50g,怀山药15g,白术10g,丝瓜络15g,蒲公英15g,甘草6g,3剂,水煎服,每日1剂。

三诊(11月25日):服3剂后,乳汁减少,今晨挤压伤口未见有乳汁排出,嘱再服3剂原方,复诊。

四诊(11月30日):观察伤口已愈合,4日来伤口再未破溃,经查左乳外上靠乳晕处形成一如小黄豆样凹陷愈合瘢痕,估计因乳晕下乳腺管损伤形成。

随访(1998年11月):左乳伤口愈合后至今再未破溃,伤口凹陷瘢痕已复平,该处皮肤色泽已正常。

按:针对临床上哺乳期形体丰盛,胃经气血充盛,肝火蕴结的急性乳腺炎患者,如乳汁分泌旺盛,单纯地清热解毒、通络,虽肿块红肿可减,但乳汁时有排出,伤口难以愈合,故治疗应回乳在先,继之清热解毒、通络,创口才不会反复溃破,其愈合较快较好。

例3 补气生血通络法治疗气血不足兼肝热之乳汁减少症

周某,女,34岁,于2012年6月15日初诊。产后左乳乳汁减少56天。

初诊:患者于56天前生产后乳汁减少,晨起乏困、右手麻,活动后减轻,又因生气而见易怒,时有口苦,纳可,大便干,2~3日一行。曾在我院妇科治疗,给予通乳方。舌质不红活,苔薄黄,脉沉细。专科检查:停经。双乳对称,哺乳期乳房,乳晕着色、增大,左乳外上可触及簇状颗粒,右乳饱满无包块,均无压痛。据症诊断为左乳乳汁少。产后耗气伤津,气血不足,津液亏损,乳汁生化不足而乳少,又兼肝热郁阻,乳络不通。治宜补气生血,清肝通络,予妇科通乳方加味。

二诊(2012年6月19日):患者自觉服药后症情无变化。查:左乳外上可触及簇状颗粒,无压痛。舌质不红活,有齿痕,苔薄黄,脉沉细。予方药:黄芪20g,通草6g,王不留行10g,路路通10g,丝瓜络15g,黄芩10g,柴胡15g,3剂,水煎服,日1剂。建议:推揉双乳(顺乳腺管分布方向),每天2次,每次20余次。

三诊(2012年6月22日):经用上药3剂后,自觉乳汁较前有所增加,易怒有所缓解。查:左乳外上未触及肿块及颗粒,无压痛。舌质红,苔薄黄,脉细。治疗同前,继续服用6月19日方,建议推揉双乳。

四诊(2012年6月25日):经服用上药3剂后,自觉乳汁明显增加,乳胀、乳痛消失。情绪尚可。查:左乳未触及肿块,无压痛。舌质淡红,苔薄白,脉缓。治疗同前,继续服用上方,推揉双乳。

五诊(2012年6月29日):经服用上药3剂后,乳汁分泌及情志正常,纳眠、二便可。舌质淡红,苔薄白,脉弦。临床治愈。

按:产后乳少又称"产后缺乳",以产后哺乳期初始就乳汁甚少或乳汁全无为主症。哺乳中期,月经复潮后乳汁相应减少,属正常生理现象。产妇因不按时哺乳,或不适当休息而致乳汁不足,经纠正其不良习惯,乳汁自然充足者,亦不做病态论。其病因分虚、实两端,病位在乳房,可因气血亏虚或肝郁气滞引起。本案为患者产后气血亏虚,乳汁生化不足,又兼肝气郁结化热而致乳少。在治疗中,应分清虚实,黄芪补气健脾,通草、王不留行、路路通、丝瓜络催乳通络,其中,王不留行为妇科催乳良药,柴胡疏肝理气,黄芩清热,诸药合用,补气生血,疏肝清热而通络下乳。并配合局部推揉乳房,疏通乳房局部经络,减少乳络阻塞。二法配合,气血得补,肝郁得舒,肝热得清,乳络得通,乳汁得下。同时,加强产妇产后营养,适度休息,调摄精神,纠正不正确的哺乳方法等都是应该注意的因素。

第二节 疑难病症

例1 安神定志,泻肝滋肾法治疗气郁化火致肝风内动之抽动症

李某,男,13岁,2011年10月13日初诊。手、眼、面颊间断性抽动4月余。

初诊:患者4个月前因老师批评并受惊吓后渐出现干咳、皱眉、挤眼、口角抽动,摇头耸肩。患儿8岁时曾有类似症状出现,未经治疗而自愈。近期经某医院诊断为"儿童抽动症",服用"盐酸苯海松、硫必利"等药,又在他院进行针灸治疗(穴位不详),未见明显效果。查:神清,精神可,应答切题,反应灵活,舌尖红,苔白,脉弦细。此因患儿惊恐伤肾,肾水不能滋养肝木,加上小儿先天肾常不足,肝常有余,升发之气旺盛,易于化热化风致肝风内动,上扰清窍而见皱眉眨眼、摇头耸肩等临床症状。治宜安神定志,泻肝滋肾。予针灸治疗,取穴:颈夹脊、肝俞、四神聪、上星、合谷、太冲,均用平补平泻法,留针30分钟,每日1次。

二诊(2011年12月16日):经针刺治疗后,其多种症状已较前明显减轻,继续针刺,效不更方,并加服中药:柴胡10g,桂枝10g,煅龙骨30g,煅牡蛎30g,珍珠母15g,钩丁15g,龙胆草9g,3剂,水煎服,日1剂。

三诊(2011年12月20日):经过针灸结合中药治疗,自觉手足抽动已明显减轻,但近日心烦,睡眠欠佳,纳可,大便两日一行,舌红,苔白,脉数。治疗:针灸同前,中药在前方基础上加生山栀10g、桔梗10g、苏子

10g,6剂,水煎服,日1剂。

四诊(2012年4月27日):今年3月份在当地医院服用中药(天麻钩藤饮等)及西药抗焦虑药等,病情出现反复,并出现不自觉喊叫,挤眉,努嘴,伴手足不自主蠕动,大便不成形,睡眠欠佳。面色晦黯,舌淡红,苔薄白,脉弦略数。治宜滋肝祛风,镇肝潜阳。方选桂枝龙骨牡蛎汤加减:柴胡10g,桂枝10g,白芍30g,煅牡蛎15g,山萸肉20g,煅龙骨15g,煅珍珠母15g,钩丁15g,白术10g,茯苓10g,蝉蜕10g,3剂,水煎服,日1剂。

经用桂枝龙骨牡蛎汤加减治疗半个月,病愈。

按:小儿多发性抽动症是一种常见的儿童行为障碍性疾病,由于妨碍儿童健康成长,给家庭、学校、社会带来不良影响,所以日益受到现代医学的关注。郭老应用滋肝祛风、镇肝潜阳的桂枝龙骨牡蛎汤加减治疗,获得了较好的临床疗效,值得借鉴。

例2 针药结合治疗气郁型呃逆

段某,女,62岁,2011年9月16日初诊。间断性呃逆4个月。

初诊:患者4个月前因情志不遂出现呃逆,伴口苦,胸闷,气短,两胁胀痛,右侧头疼,乏力,纳差。曾服用龙胆泻肝丸、木香顺气丸,效果不佳,遂来我院就诊。据患者叙述5年前曾患双侧中枢神经痉挛、脑血管狭窄。查:患者面色稍黄,舌体胖,质不红,苔白黄相间,少津,脉细数。此因情志不遂日久,肝气郁结不得疏泄,横逆犯胃而成呃逆,治宜疏肝理气,和胃降逆。处方:①中药。当归15g,白芍15g,柴胡10g,茯苓10g,龙胆草10g,香附10g,山栀10g,丹皮10g,沙参20g,山楂15g,3剂,水煎服,日1剂。②针灸。外关、阳陵泉、太冲,穴位均取双侧,平补平泻法,留针30分钟,每日1次。

二诊(2011年9月20日):针刺3次并服药3剂后,口苦、咽干、头疼有所减轻,右胁肋痛明显减轻,左胁肋时胀,呃逆消,食后胃不适,舌体胖,苔薄黄,舌质不红,脉弦细。治疗:中药去山楂,余不变,3剂,水煎服,每日1剂;针刺治疗同前。嘱患者注意调节情志,因药、穴对症,效果较显。

三诊（2011 年 9 月 23 日）：经针、药 6 次后，胁部疼痛明显减轻，但头疼无明显变化，晨起口黏腻。查：患者面色较前红润，舌质不红，舌体胖，苔黄厚，脉细数。穴用外关、足三里、太冲；中药宜芳香化湿，前方加佩兰 10g、生薏仁 30g，3 剂，水煎服，日 1 剂。

四诊（2011 年 10 月 25 日）：停止治疗近 1 个月，现述经针药治疗后，两胁下痛基本消失，现自觉双腋下及胸前刺痛，伴咽干、咽痛，小便略黄，排便困难，舌淡红，舌胖，苔黄略厚腻，脉弦数。诊断为肝郁化火，治宜疏肝，清肝火。方药：龙胆草 10g，生地 15g，玄参 15g，焦山栀 10g，木贼 10g，白芍 15g，薤白 10g，枳实 10g，丹参 15g，3 剂，水煎服，日 1 剂。

按：本案患者之呃逆由情志不遂所致，肝气不得疏泄则出现胸闷、两胁胀痛。通过针刺配合药物内服治疗，达到疏肝理气，降逆止呃的作用。

呃逆以喉间呃呃连声，声短而频，令人不能自止为主要表现。病因主要是饮食不当，情志不遂，脾胃虚弱等，呃逆的病位在膈，病变关键脏腑为胃，与肺、肝、肾有关。主要病机为胃气上逆动膈。治疗原则为理气和胃，降逆止呃，并在分清寒热虚实的基础上，分别施以祛寒、清热、补虚、泻实之法。对于重危病证中出现的呃逆，急当救护胃气。

患者生活中还应保持精神舒畅，避免过喜、暴怒等精神刺激；注意避免外邪侵袭；饮食宜清淡，忌食生冷、辛辣，避免饥饱失常。发作时应进食易消化及半流质饮食。

例 3 针药结合，滋补肝肾法治疗肝肾阴虚型耳鸣

李某，女，49 岁，2012 年 2 月 17 日初诊。耳鸣 7 年，近 1 个月加重。

初诊：患者 7 年前不明原因出现耳鸣，近 1 个月来逐渐加重，并突感听力下降，伴有头晕，腰酸腿软，眼干，手脚心发热，月经 4 个月未至，饮食、睡眠可，二便调。查：神情可，面色稍晦黯，舌青紫，苔薄，脉弦，血压：150/70mmHg。此因患者已至七七之年，肝肾开始出现阴亏症状，故而有头昏、耳鸣、腰酸眼干、月经未至等症，并有气血瘀滞的舌紫黯等。治宜滋补肝肾，活血化瘀。治疗：①针刺。穴取翳风（双）、太溪（双）、外关

（双）、听会（双），均用平补平泻法。留针 30 分钟,每日一次。②方药。山萸肉 12g,山药 12g,茯苓 10g,泽泻 12g,生地 15g,玄参 15g,蝉蜕 10g,珍珠母 15g,5 剂,水煎服,日 1 剂。

二诊（2012 年 2 月 24 日）：经服药及针刺 5 次后,自觉耳鸣较前时间缩短,听力也有所恢复,腰酸、眼干、头晕等症状也稍有所减轻,并左耳屏前生一疖肿。舌青紫,苔薄,脉弦数。血压:140/70mmHg。此为肝经有热,治宜清肝热。治疗:①针灸。穴取听会（双）、翳风（双）、外关（双）、太冲（双）,均用平补平泻法,留针 30 分钟,每日 1 次。②中药。龙胆草 12g,木贼 10g,白芍 20g,丹参 20g,葛根 10g,生珍珠母 20g,煅磁石 30g,黄芩 10g,3 剂,水煎服,日 1 剂。

三诊（2012 年 2 月 27 日）：经治疗后,患者自述耳鸣已较前明显减轻,听力已恢复至能与人正常交流,头昏、眼干等伴随症状也明显好转,近日左耳道湿疹,流黄涕,发热,舌质红,苔白,脉弦。血压:130/70mmHg。治宜清肝火,潜肝阳。治疗:针刺同前,中药在 2 月 24 日方的基础上,葛根增至 15g,白芍、生珍珠母增至 30g,加钩丁 15g,6 剂,水煎服,日 1 剂。

四诊（2012 年 3 月 5 日）：耳鸣、耳聋已基本恢复正常,头昏、眼干等伴随症状也已消失,服上方后流黄涕、发热已明显减轻,停药后上症反复,脉弦细数,舌紫,苔白。治宜滋补肝肾之阴,方用二仙汤加味:仙灵脾 15g,仙茅 12g,当归 15g,巴戟天 15g,知母 10g,黄柏 10g,丹参 15g,白芍 30g,3 剂,水煎服,日 1 剂。

按:本案患者七七之年,肝肾阴亏,出现头昏、耳鸣、眼干等症,用滋补肝肾法,效果显著。通过针刺结合中药内服,内外兼治,针刺主要以足少阳胆经与手少阳三焦经为主,两经均入耳内,中药方面也多用滋补肝肾之阴的药物。

例 4 活血化瘀调经法治疗瘀血型月经量少

赵某,女,27 岁,于 2012 年 3 月 20 日初诊。月经量少十余年。

初诊:患者自 14 岁月经来潮后量少、色黑,伴有血块,小腹胀痛,有下坠感,拒按,血块排出后痛减。带下量、色正常。素来体弱,精神较差,面色少华,口唇紫黯,口渴不欲饮,纳差,眠欠佳,大便干,2~3天一行,时有秘结,小便无异常。舌紫黯,苔厚腻,脉沉涩。妇科检查:子宫发育无异常。此因素来体弱,多忧郁,气郁血滞,冲任受阻,血行不畅致血瘀型月经量少,治宜活血化瘀调经,桃红四物汤加减。方药:当归15g,赤芍20g,川芎9g,生地15g,桃仁10g,红花12g,丹参15g,阿胶(烊)10g,白术12g,陈皮9g,山楂15g,黄芪25g,6剂,日1剂,水煎400ml,分早晚温服。

二诊:(2012年3月27日):经服6剂药后,患者诉自觉口干,神疲倦怠,饮食尚可,入睡难,大便两日一行,不干。查:精神可,舌质紫黯,苔厚腻,脉沉涩。继续口服中药治疗:当归15g,赤芍20g,川芎9g,生地15g,桃仁10g,红花12g,丹参15g,阿胶(烊)10g,白术12g,陈皮9g,山楂15g,蒲公英15g,天花粉15g,6剂,日1剂,水煎400ml,分早晚温服。

三诊:(2012年4月10日):患者诉服药后,上次月经推后2天来潮,月经量较前增多,血块却明显减少,且来时小腹胀痛感也明显减轻,精神可,面色较前改善,眠差较前好转。方药:当归15g,赤芍20g,川芎9g,生地15g,桃仁10g,红花12g,丹参15g,阿胶(烊)10g,白术12g,陈皮9g,山楂15g,酸枣仁10g,天花粉15g,夜交藤10g,6剂,日1剂,水煎400ml分早晚温服。

四诊(2012年4月20日):服上方6剂后,睡眠较前明显好转,面色较润,舌质黯,苔薄,脉沉。继续服用上方5剂后停药。

五诊(2012年5月20日):经过治疗后,上次月经未推迟,且来时未出现胀痛,月经量较前明显增加,未见到血块,近来精神可,面色红润,纳可,夜休尚可,舌质红,苔薄,脉沉。临床痊愈,为巩固疗效,继续治疗两个月经周期。

按:本案患者由于素体虚弱,加上精神因素如紧张、忧郁、恐惧,以及劳累、环境改变等因素,引起月经量少。月经量少是指月经周期基本正常,经量明显减少,甚至点滴即净,或经期缩短不足两天,经量亦少者,常与月经后期并见,对女性怀孕也有影响,应尽快治疗。月经来时应注意休息、保暖，不做剧烈运动，保持良好心情，不洗冷水澡，尽量避免使用凉水，忌食生冷之物。

例 5　调冲任，健脾固摄治疗子宫内膜增生性月经不调

李某，女，39 岁，于 2012 年 9 月 14 日初诊。月经淋漓不断，反复发作 3 年，近 1 个月反复。

初诊：2009 年以来，每年 7 月月经淋漓不尽，持续 1 个月，反复发作至今。今年 7 月又发，于 8 月 31 日在我院妇科就诊，诊为"月经不调"。建议住院治疗，行清宫术。患者拒绝手术，要求保守治疗前来求诊。身困乏力，嗜睡，眠尚可，纳可，二便调。10 余天前肌内注射"黄体酮"后来经，量可。

查体：精神可，形体丰，面虚浮，舌体胖，边尖红，苔黄腻，脉细数。B 超检查，示子宫内膜增厚。

辨证：此症为冲任失调，脾虚不统血之月经不调。妇女月经来潮，是子宫内膜不断生长、剥脱的过程。此患者子宫内膜增生，体内激素分泌不规律，造成经血淋漓不断。中医认为是脾气不足，不能统摄血液。治宜调理冲任，健脾固摄止血。

治疗：①方药。黄芪 30g，白术 10g，茯苓 15g，党参 20g，远志 10g，木香 9g，酸枣仁 20g，山萸肉 15g，仙鹤草 15g，荆芥炭 10g，小蓟 20g，4 剂，水煎服，每日 1 剂。②当归片。1 瓶，每次 4 片，口服，每日 3 次。

二诊（2012 年 9 月 18 日）：服药 4 剂后，经血已经干净。多梦，精神可。自觉咽喉不适，舌体胖，苔黄略腻，脉沉弦有力。查咽部红。继续服用上方加桔梗 10g，去荆芥炭，10 剂。

三诊（2012 年 9 月 28 日）：经服药 8 剂后，经血止，已 14 天，精神可，纳可，自觉脱发。查：舌体胖，苔厚腻，质淡红。18 日感冒后，自服感冒药，鼻塞止，多痰，色清，少咳。治宜健脾利湿，清热。方用：陈皮 10g，半夏 10g，苍术 10g，生甘草 6g，佩兰 10g，泽兰 10g，黄芩 10g，桔梗 10g，竹叶 6g，3 剂，水煎服，每日 1 剂。

按：子宫内膜增生症，临床上称为功能性子宫出血，主要表现为不规则阴道出血和月经量多。多见于青春期或绝经期妇女，是由于卵巢功能紊乱导致雌激素分泌过多、孕激素分泌减少,从而引起子宫内膜过度增生。西医主要是刮宫和激素治疗。

本案患者因起居不适,情志失调日久,使营养胞宫的冲任二脉气机紊乱,又根据舌脉,见脾虚,气血生化乏源,故冲任失养,经血紊乱,淋漓不止,治宜健脾益气,调理冲任,兼收涩止血。

例 6 针药结合,活血化瘀法治疗闭经

江某,女,35 岁,于 2012 年 10 月 23 日初诊。月经 3 个月未至。

初诊:患者于 1 年前无明显诱因出现右少腹间断性疼痛,月经常推迟 20 天一行,经来色黯,有血块,近 3 个月来月经未来潮,精神、饮食可,二便调。妇科 B 超示右侧卵巢囊肿,3.1cm×2.5cm。尿孕检(−)。查:舌体胖,舌质不红活,舌苔黄白相兼,脉细涩。据症诊断为闭经。本病由气滞血瘀,寒气凝结,阻隔冲任,经血不通而发。治宜活血祛瘀。方药:当归 15g,赤芍 20g,川芎 10g,生地 15g,桃仁 12g,红花 12g,丹参 20g,茜草 10g,白芷 15g,3 剂,水煎服,日 1 剂。

二诊(2012 年 11 月 13 日):经服上药 2 剂后,即来月经。此次月经量少,色黯,兼有血块,经期时间正常,现仍有两少腹部隐痛,今为经后 12 天。查:精神可,舌质淡红,边有齿痕,苔白,脉细涩。方药:当归 15g,赤芍 20g,川芎 10g,生地 15g,桃仁 12g,红花 12g,丹参 20g,茜草 10g,白芷 15g,香附 10g,3 剂,水煎服,日 1 剂。

三诊(2012 年 11 月 21 日):本次为经前 3 天来诊,小腹冷痛刺痛,近几日食后胃痛,眠可,二便可。查:舌体胖,边齿痕,舌质淡,苔黄少津、腻,脉细缓。治疗:①继续服上药,加生山楂 20g,炒麦芽 15g,香附 10g,神曲 15g,佩兰 12g,3 剂,水煎服,日 1 剂。②针刺,取穴合谷、三阴交、中极、足三里,合谷、三阴交、足三里均为双侧,中极照 TDP 灯,留针 30 分钟,每日一次。

四诊(2012 年 12 月 25 日):经服药及针灸治疗后,月经按时而至,小腹疼痛缓解,经来量少,色黯,有少量血块,胃痛较前明显减轻,纳食一般,睡眠、二便可。查:舌质淡,苔薄白,脉细数。治疗同前。

五诊(2013 年 1 月 3 日):经服用上药及针刺治疗后,少腹疼痛、

胃痛消失,纳、眠可,二便可。查:精神可,舌淡红,苔薄白,脉细。临床治愈。

建议:平时经期前后熬服四物汤。

按:中医学认为闭经可由肝肾亏虚、气血不足、气滞血瘀、寒湿凝滞所致,病位主要在肝,与脾、肾也有关联。本病可伴有体格发育不良、绝经前后诸症、肥胖、多毛或结核等。由于病因各异,一般是月经超龄未至,或先见月经周期延长,经量少,终至停闭。

本案患者为气滞血瘀,寒气凝结,阻隔冲任,经血不通。予桃红四物汤加减,以祛瘀为核心,辅以养血、行气。方中以强劲的破血之品桃仁、红花为主,力主活血化瘀;以生地、当归滋阴补肝、养血调经;芍药养血和营,以增补血之力;川芎活血行气、调畅气血,以助活血之功。全方配伍得当,使瘀血祛、新血生、气机畅,经治疗而痊愈。

例 7　益气养阴,调和营卫法治疗手足多汗症

谢某,男,32岁,教师,于2012年9月11日初诊。手足多汗10年余。

初诊:患者10余年来,手足汗多,严重时多可呈滴水样,并每于情绪紧张时加重。饮食、二便、睡眠、精神皆可。

查体:面色潮红,掌心红,汗珠明显,呈水滴样,触诊双手潮湿如洗。舌质红,苔黄略腻,脉弦细数。

辨证:此为气阴两虚、营卫不和之手足汗症。急则治其标,现手足汗出如雨,首当益气固表敛汗。发于手足,故先局部外用熏洗法,方用:黄芪30g,葛根30g,荆芥10g,枯矾10g,7剂,每日1剂,外洗熏蒸。每日2~3次。

二诊(2012年9月28日):患者手足用药外洗熏蒸后,汗出明显减少。触诊手心较前干燥,掌心热。近5日外感,现鼻塞止,盗汗。效不更方,上方5剂,继续外用熏洗。

三诊(2012年10月12日):情绪紧张时,汗出仍有反复,但总体减轻。眠可,舌质淡红,少津无苔,脉弦缓,手心热,汗出,盗汗止。缓则治其本,补益肝肾,外用药同前方,加用内服药:菟丝子12g(另包),五味子

15g,覆盆子 12g,仙灵脾 15g,枸杞子 12g,车前子 10g,狗脊 12g,5 剂,每日 1 剂,水煎服。

四诊（2012 年 10 月 30 日）：经服上方 5 剂,手足汗无,饮食、睡眠可,精神可,面色仍红,舌质淡红,苔薄黄,脉细缓。治疗同上,枸杞子改为 15g,9 剂,水煎服,每日 1 剂。

按：手足多汗症指因交感神经异常兴奋导致手足极易出汗的综合征,是一类主要影响生活质量的慢性疾患,常自幼或在青春期出现,伴随终身,给患者的日常生活、工作、学习带来烦恼,甚至造成情绪及社交上的畏缩及自卑感。手足多汗与精神紧张、情绪激动、恐怖、焦虑、愤怒有密切关系。中医属于汗症范畴。该患者平素形体偏瘦,面潮红,少运动,结合舌脉症表现,辨证为气阴不足,营卫失调。治宜内外兼治,外用益气固表敛汗之剂,内服滋补肝肾阴之药,内外合用,标本兼治,疗效显著。同时,其汗症也与心理因素有一定关系,故在内服外用药物的同时,嘱患者注意调适情绪心理,缓解紧张焦虑,减轻病症。

例 8 益补气血法治疗气血失养型口疮

党某,女,53 岁,于 2012 年 10 月 26 日初诊。口腔溃烂 15 年余。

初诊：患口腔溃烂 15 年余,时发时愈,多在季节变化时容易诱发,经西安某口腔医院诊断为"扁平苔藓"。自觉舌部有麻感,饮食、睡眠、二便可。查：精神可,面色黄枯,脉时缓时数,有促象,舌体略胖、淡润,舌中间有裂纹,右口腔黏膜略红,有表面突出约 2cm×2cm 的高起点,色泽较健侧黏膜略红。据症诊断为口疮（气血失养）,此由气血亏虚,不能濡润脏腑,正气不足,外发于口腔。治宜益补气血。方药：当归 15g,白芍 15g,川芎 9g,生地 12g,黄芪 30g,党参 25g,生甘草 6g,酸枣仁 20g,生姜 6g,大枣 4 枚,5 剂,水煎服,日 1 剂,水煎 400ml,分早晚两次温服。

二诊（2012 年 11 月 2 日）：经服上药后,症情同前。查：右颊黏膜溃疡色淡红,上膜苔藓样,脉细缓。大便两日一行,不干。方药：当归 15g,白芍 15g,川芎 9g,生地 15g,黄芪 30g,西洋参 9g,生薏仁 30g,芡实 12g,二花 15g,佩兰 10g,生姜 6g,大枣 3 枚,5 剂,水煎服,日 1 剂。

三诊（2012 年 11 月 7 日）：经服上药 5 剂后，自觉症状明显减轻，查：右口腔黏膜充血、溃疡，舌质淡嫩，略胖，有裂纹，苔黄白相兼，脉细缓。治疗：①水煎服用方。同 11 月 2 日方，加公英 20g、车前草 15g，5 剂，日 1 剂。②熬粥服用方。方一：薏米 30g，糯米 30g，大枣 2 枚，莲子 10g，百合 10g；方二：糯米 50g，粳米 50g，枸杞子 20g。上两方分别熬粥服用。1 日 1 方，2 日 1 换。

四诊（2012 年 11 月 12 日）：经服用上方 5 剂后，自感症状消失，查：舌质淡红，舌体略胖大，苔薄白，脉细缓，口腔中无溃疡面。临床治愈，嘱长期服用 11 月 7 日食疗之粥。

按：口腔溃疡，民间一般称之为"口腔上火"或"口疮"，是一种以周期性反复发作为特点的口腔黏膜局限性溃疡损伤，可发生在口腔黏膜的任何部位，有自限性。以唇、颊、软腭或齿龈等处的黏膜多见，发生单个或多个大小不等的圆形、椭圆形溃疡，表面覆盖灰白或黄色假膜，中央凹陷，边界清楚，周围黏膜红而微肿，溃疡局部灼痛明显，严重者还会影响食欲，对日常饮食造成极大不便。郭老认为主要病因有外感六淫、饮食不节、情志过极、气血失养、劳倦内伤、先天禀赋不足。主病之脏在于心和脾（胃）。本案病因由于气血失养而致气虚血亏，不能濡润脏腑，正气不足，外发于口腔。治宜益补气血，予四物汤加减，更有食疗方，益气滋阴，健脾益肾，长久服用，强身健体。

例 9 益气补肝肾法治疗尿频

王某，女，42 岁，于 2012 年 9 月 28 日初诊。尿意感 2 年，加重 2 个月。

初诊：患者 2 年来自感尿意多，小便后仍然有尿意，无尿排出，无脓血，颜色正常，伴有腰酸困。曾服药物（具体不详）治疗，疗效不佳。自感静止或蹲下时，眼前有黑影，偶有眼睛干涩，大便干。平素月经量少，近 2 个月来经期提前，自觉尿意症状加重。查体：精神可，肾区无叩击痛。双下肢无浮肿。舌质淡，苔薄黄少津，脉沉细。辨证：气虚、肝肾不足之尿频。本病因患者中气不足，肝肾亏虚，气虚不能固托，故有尿意感，血虚不能滋养肝之上窍——目，故有眼睛干涩，眼前有黑影。治宜益气补肝肾。方药:当归 15g,赤芍 15g,川芎 10g,生地 15g,黄芪 30g,党参 20g,草决明 15g,桑螵蛸 15g,益智仁 12g,五味子 15g,6 剂,每日 1 剂,水煎服。

二诊(2012 年 10 月 4 日):患者自觉尿意感减轻,大便正常,每日 1 次,腰酸症状略有改善。月经量仍少,眼前有黑影,偶有眼睛干涩,舌质淡苔薄,脉细。患者自感症状改善,故继续原方。又取药 6 剂,一日 1 剂,自煎。

三诊(2012 年 10 月 14 日):继续服用上方 6 剂后,患者自述眼睛干涩症状已消失,尿意频及腰酸症状消失。舌脉如前。应患者要求仍维持原方治疗。为巩固疗效,继服上方 3 剂,服法如前。

四诊(2012 年 11 月 11 日):患者自述尿意频感已消失,此次就诊以月经量少为主因。月经量少,色黯,呈酱油色,经量不畅,小腹下坠,眼前仍有黑影,睡眠可,食纳差。舌质淡红,瘦小,苔薄白,脉弦细。此因气虚血瘀,经血排出不畅。治宜益气活血调经之法。方药:当归 15g,赤芍 15g,川芎 10g,熟地 15g,丹参 20g,桃仁 10g,红花 10g,益母草 15g,香附 10g,焦三仙各 15g,5 剂,每日 1 剂,水煎服。

按:本案用益气补肝肾法治愈中老年妇女尿意频之病症。该病在中老年妇女中发病率很高。绝经期妇女由于雌激素水平下降,膀胱和尿道也会发生萎缩性变化,改变了尿道平滑肌弹性组织和纤维组织的比例,使尿道由富含肌肉的弹力管道变成不协调的管道,尿道张力减退,内压下降,从而干扰尿道与膀胱的协调作用。另外,女性激素水平下降可使尿道周围胶原纤维再生,发生梗阻。因而,中老年女性均可出现该症,加之中老年妇女尿道短,肌肉松弛,容易引发尿意感,该病虽然不会对人体造成很大伤害,但是严重降低生活质量,影响日常生活。中医认识此病,以患者症状分析,多为正气虚弱,固摄无力,兼见肝肾不足,膀胱气化不利。温补中气,强壮腰膝,药用补中益气汤加补益肝肾之品,辨证准确,效果明显。

例10　针药结合,益气疏肝、清虚热治疗肝肾亏虚型眉毛、阴毛脱落

杨某,女,35岁,于2011年3月1日初诊。眉毛、阴毛脱落七八年。

初诊:患者七八年前曾行刮宫术,此后眉毛、阴毛掉脱,月经量逐渐减少,经服激素(己烯雌酚)调月经,曾在某医院服中药,疗效不佳。精神较差,舌质淡,边有齿痕,苔薄白而润,脉细数。自发病以来,月经量少,经色鲜红,伴有心烦面热,口干舌燥,易出汗,烦躁。此因肝肾阴精亏虚,虚火内生,治宜补肾疏肝,清虚热。治疗:①二仙汤加减。方药:当归15g,巴戟天15g,知母8g,黄柏9g,仙灵脾15g,仙茅15g,肉苁蓉15g,枸杞子10g,5剂,水煎服,日1剂。②针刺。甲组穴位:三阴交、气海、内关;乙组穴位:肾俞、脾俞、太溪。两组穴位交替使用,每日1次,每次留针30分钟。③调整情绪。

二诊(2011年3月8日):经服5剂后,自感心烦面热、口干舌燥、易出汗、烦躁诸症均有所减轻,阴部两侧及下部毛发稀疏而长,中央部开始有细绒毛发生长。治疗:①前方加阿胶15g(烊化)。7剂,水煎服,日1剂。②用鲜生姜擦患部,每天若干次,可改善局部血液循环,促进毛发生长。

三诊(2011年3月15日):经服用中药,并针刺后,患者自诉饮食、二便、睡眠、精神均可。自觉毛发脱落较前减少,过去每次洗澡会掉数十根,现仅掉3~5根。查:新生毛发已长出10根多,长的约5mm,短的2mm,舌质淡嫩,苔白,脉弦细。据证,给予补肾滋阴疏肝。治疗:①口服方药。当归15g,巴戟天15g,仙灵脾15g,仙茅15g,肉苁蓉12g,枸杞子15g,炒艾叶12g,柴胡10g,白芍15g,桃仁10g,红花10g。7剂,水煎服,日1剂。②外洗方。生艾叶50g,当归15g,川芎15g,红花15g,肉桂10g,香附15g,吴茱萸10g,姜黄10g,共为粗末,装2袋,酒浸后蒸20分钟,局部热敷,1日3次,1次20分钟,敷时药袋上加热水袋,三四天一剂。③继用生姜擦患部。

四诊(2011年3月22日):患者症状同前,经期阴毛脱落较多,平时脱落较少,患者述性交时阴道干涩,曾服乌鸡白凤丸效果不佳,建议服胎

盘粉后,月经来潮正常(持续:3月16日~22日),治宜益补肾阴。治疗:①中药。五子衍宗丸加减:菟丝子15g,覆盆子10g,五味子15g,枸杞子15g,巴戟天10g,肉苁蓉15g,仙灵脾12g,鹿胶10g,龟胶10g,阿胶15g,当归15g,5剂,水煎服,日1剂。②鹿胎膏。③针灸。分两组取穴,一组为太溪、肾俞、脾俞,另一组为三阴交、关元、气海、子宫穴,交替使用,加电针,每日1次。④艾灸下腹部,每日1次。

五诊(2011年4月22日):经服用上方15剂、针刺完第二个疗程后,隔2周后复诊。患者自诉阴毛脱落明显减少,且已有新的长出,精神可,面色较润。

按:注意情志调节,避免精神刺激,起居有常,饮食有节。

例11 针药结合治疗肝气不疏、营卫失调型荔枝过敏症

盛某,女,42岁,于2011年12月9日初诊。右面部及耳、鼻、眼、喉有痒感1年余。

初诊:患者1年前因食荔枝后诱发面部潮红,鼻子发痒、不通气、流清涕、嗅觉减退、喷嚏连连,右面部及耳、眼、喉有痒感伴肿痛、兼头晕、乏力、出虚汗,胸闷胃痛,牙齿胀痛,头胀晕,腰酸背痛,胁痛,双下肢胀感,大便呈羊粪样且不易排出,小便沥痛。月经近半年每次提前3天,本次月经提前6天而至,经前腰酸背痛,急躁,口舌生疮。现经后15天。查:患者面色略黄,舌质不红,边齿痕,苔薄微黄润,脉弦细。双乳对称,乳头、乳晕色泽无异常,未触及肿块,无压痛。此因患者食荔枝导致过敏而出现耳、鼻、眼、喉有痒感,进而使肝气不舒,营卫失调。治宜疏肝理气,调和营卫。予针灸治疗。取穴:①风门、肝俞、承山、外关;②攒竹、鼻通、耳门、合谷。两组穴位交替使用,每次留针30分钟,每日1次,10次为1疗程。

二诊(2011年12月20日):经针刺治疗后,面部痒感有所减轻,但仍感不适,便秘,头胀,眠差易醒。查:患者精神欠佳,舌质淡红,苔薄,脉弦缓沉,双乳对称,乳头、乳晕色泽无异常,双乳外上可触及条索状及散在颗粒,有压痛(月经前5天)。治宜:调和营卫,益气健脾。方药:桂枝10g,白芍15g,当归15g,黄芪30g,太子参20g,杜仲10g,生薏皮10g,

蝉蜕 10g，川芎 10g，生地 15g，火麻仁 30g，炒莱菔子 15g，郁李仁 15g。10 剂，水煎服，日 1 剂。

三诊（2011 年 12 月 30 日）：服上药 3 剂后，自述月经提前 2 天，经来色红，量较前增多，大便畅通，精神较前好转，睡眠可，左侧腋下肋部疼痛，呈抽痛、刺痛感，向前臂下方放射。查：精神可，右眼上睑外侧微浮胀。舌淡红，少苔，左脉弦数，右脉沉细数。自述右侧腹部仍有胀感，右侧咽喉部疼痛，右头部胀痛，药用同上方，火麻仁减至 20g，针刺加足三里。

四诊（2012 年 1 月 6 日）：经针刺后，耳、鼻、眼、喉痒明显改善，服药后，胃脘痞积、呃逆、嗳气、齿酸痛，目胀，眠欠佳。查：精神可，舌质红，无苔，脉细缓。治疗：①针灸。穴取蝶鞍神经节（左）、外关（双）、足三里（双）。②方药。党参 20g，白术 15g，茯苓 15g，生甘草 6g，旋覆花 10g，半夏 15g，枳壳 12g，陈皮 9g，丁香 3g，厚朴 10g，3 剂，水煎服，每日 1 剂。

按：《本草纲目》记载，荔枝有"补脾益肝、生津止呃、消肿止痛、镇咳养心"等作用。荔枝较适用于妇女产后血虚及老年体弱多病者。但是，食荔枝也有禁忌：中医认为，荔枝性温，阴虚火旺者慎服，即荔枝属于温性食物，多吃易"上火"，故中医辨证属于阴虚不足、虚火偏旺体质的人不宜食用，民间也有"一颗荔枝三把火"之说。明代医家李时珍认为："荔枝气味纯阳，其性畏热。鲜者食多，即龈肿口痛，病齿及火病人尤忌之。"现代研究表明，对荔枝过敏的人，会出现皮疹、瘙痒等过敏性皮炎症状。

本案是由食荔枝导致的过敏症状，肝气不疏则头胀痛，口舌生疮，月经提前而至；营卫不和则胁背痛，耳、鼻、喉、眼有痒感。本例患者经辨证分析，证属肝气不疏、营卫失调，治以疏肝理气，调和营卫之法，针药并用，终获痊愈。

例 12　益气养血通络法治疗下肢、头面浮肿

师某，女，70 岁，于 2012 年 7 月 24 日初诊。双下肢、头面浮肿，伴背痛、胸闷五年余。

初诊：患者在劳累后诱发上述症状，伴胸闷、背痛。经查心肺肾未见

异常,只坐后出现该症,时伴头痛。查体:精神可,面色黄、虚浮,舌边齿痕,质淡嫩,苔薄白,脉细略数,杵状指。BP:110/80mmHg,心脏听诊律齐,未及杂音,双下肢肿胀。辨证:气虚失运,水湿内停之浮肿。此患者女性,年过七旬,脾肾气虚,导致全身津液运输不畅,故易浮肿。治宜益气补血,健脾除湿,通经活络。方药:黄芪50g,党参30g,白术10g,陈皮9g,升麻10g,柴胡10g,茯苓15g,桂枝9g,生姜6g,大枣3枚,麻黄9g。3剂,水煎服,每日1剂。

二诊(2012年7月27日):服药后,患者四肢头面浮肿较前明显减轻,头痛同前,并伴双下肢小腿抽筋,疼痛。查:面黄略枯,舌质淡嫩,边尖红,苔薄黄,脉弦细数。此因肝肾之阴不足,不能滋养筋脉。治宜益气,滋补肝肾之阴。上方去桂枝、麻黄,加白芍30g、生甘草9g。3剂,水煎服,每日1剂。

三诊(2012年7月31日):服药后,自觉手足、头面浮肿明显减轻,小腿抽筋消失。现述自觉头痛。查体:神情佳,面色黄,舌淡红,无苔,脉细略数。上方补益肝肾见效,故继续补气养血,巩固疗效;同时配合温灸足三里等穴以强壮机体,预防复发。治疗:①方药。黄芪50g,丽参12g,白术10g,茯苓15g,生甘草9g,升麻10g,柴胡10g,白芍30g,川芎15g,当归15g,生姜6g,大枣3枚,3剂,水煎服,每日1剂。②温灸法。穴取百会、气海、足三里(双),每次灸20分钟,每日1~2次。

四诊(2012年8月3日):服上方后,头痛消失,肿胀复发,乏力,舌质淡红,脉弦略数。方用7月24日方,去桂枝、麻黄,加生苡仁30g、冬瓜皮10g、枳壳10g,3剂,水煎服,每日1剂。

五诊(2012年8月10日):服药后,患者下肢浮肿及头痛明显减轻,现自感腰酸,下肢无力。精神可,舌质淡红,苔薄黄,脉弦数。治宜补肾气,强腰膝。方药:炒杜仲10g,续断12g,威灵仙15g,牛膝10g,黄芪30g,白术10g,木瓜15g,川芎12g,玄参15g,生地15g,麦冬15g,3剂,水煎,分早晚服。

六诊(2012年8月14日):服上方后,患者自感下肢无力、腰酸明显减轻,四肢浮肿消失,头痛亦未复发,大便一日3次,无腹痛,便质黏腻不爽,纳食一般。查:精神可,舌质略黯,无苔,边微齿印,脉弦略数。治宜健脾益气,助消化。方药:党参15g,白术10g,茯苓10g,焦三仙各15g,陈皮10g,炒莱菔子15g,枳壳12g,3剂,水煎服,每日1次。

按:本案浮肿,患者女性,年过七旬,正气渐虚,温化推动无力,水湿不能运化,停于下肢,成为浮肿。病机为气虚经络不通,湿滞为肿。《素问·至真要大论篇》:"诸湿肿满,皆属于脾。"气虚当责之于脾,脾虚失运,水湿停聚,遂成浮肿。故治疗首当健脾益气,助运利水,佐以温通经络,使经脉畅通,气有所行。同时,患者年过七旬,肾气自半,肾阳不足,温煦气化无力,也是加重水湿不化停于下肢的原因。因此,初期治宜健脾益气,巩固疗效,还应补肾温阳,活血通络。本案是典型的气虚浮肿,坚持健脾益气是本案见效的主要原因,提示浮肿患者不能单纯淡渗利湿、通利小便而消肿。

例13 疏肝解郁、祛风止痛,针药结合治疗肝郁型头痛

郭某,男,46岁,于2012年10月12日初诊。头顶及后头部疼痛6年余。

初诊:患者因长期精神压力较大而致头痛,呈阵发性跳痛,伴有肩部疼痛,鼻部常有不适感,鼻塞,精神欠佳,纳、眠可,二便调。经MRI示:颈椎无异常。曾口服"百忧解",症状有所减轻。查:精神不佳,舌质淡红,苔薄、润,脉弦缓。据症诊断为头痛。此由情志所伤,肝失疏泄,经络郁阻不通,加之风寒之邪外侵头部经络,上犯巅顶,发为头痛。治宜疏肝解郁,祛风止痛。治疗:①针刺。穴取四神聪、风池、外关、头维。除四神聪外,余穴均取双侧。每日1次,10次为一疗程。②方药。川芎15g,香附10g,羌活12g,白芷15g,荆芥15g,防风10g,细辛6g,生甘草6g,薄荷(另包后煎)9g,8剂,水煎服,日1剂。

二诊(2012年10月20日):经服用上方8剂后,头痛及肩背疼痛有所减轻,头痛发作时间缩短,鼻塞及鼻部不舒感有所减轻。查:面色红润,舌质淡红,苔黄白相兼,脉弦缓。治疗:①方药同10月12日方,加蝉蜕10g,5剂,水煎服。②针刺治疗。穴取四神聪,双侧肩中俞、外关,右侧内膝眼、外膝眼。每日1次,10次一疗程。

三诊（2012年10月26日）：经服用上方5剂及针刺治疗后，头部阵发性胀痛及肩背疼痛较前明显减轻，鼻塞及鼻部不适感消失，纳、眠可，二便调。查：现精神可，面色红润，舌质淡红，苔薄黄，脉弦。治疗同前。

四诊（2012年11月2日）：经服用上药及针刺治疗后，头部仍不时出现阵发性胀痛，肩背部疼痛消失，鼻部不适感未再出现，饮食、睡眠、二便均可。查：现精神可，面色红润，舌淡红，苔薄白，脉平。临床治愈。嘱平时注意情志调养。

按：头痛是临床上的常见症状，可单独出现，亦可出现于多种急慢性疾病之中。常见于紧张性头痛、血管神经性头痛以及脑膜炎、高血压、脑动脉硬化、头颅外伤、脑震荡后遗症等疾病。郭老认为，头为"髓海"，又为诸阳之会、清阳之府，五脏六腑之气血皆上会于头。若外邪侵袭或内伤诸疾皆可导致气血逆乱，阻滞脑络，脑络不通而痛。本案病因是由于情志所伤，肝失疏泄，上扰清窍，更加外风邪气侵袭于经络，上犯巅顶，气血阻遏络道而为头痛。因此，针灸治疗中四神聪、头维开窍醒脑；风池祛风通络；外关为手少阳经，辅佐阳明经通行气血。中药祛风通络止痛。二法合用，疏肝解表，通络止痛。

例14 针药结合，健脾益气法治疗脾气阴两虚型食欲不振

陈某，女，48岁，2011年7月5日初诊。不思饮食20余年。

初诊：患者20年前出现饮食不佳，食欲减低且食量不定，多以面食为主，食量为常人一半，进食时间不规则，多为强行进食，食后无腹胀，夜间多梦，患者有自觉发热，按肌肤不热，身热不扬，头身困重，口干不欲饮，视力减弱，经量多，经期尚正常。查体：腹软无压痛，心律不齐，舌体边有齿痕，苔薄白黄，略腻，脉沉无力。辨证为脾气阴两虚之证。治宜助脾益气养阴。针药并举，治法如下：①针刺。甲组：足三里、三阴交、气海；乙组：膈俞、脾俞、肾俞。两组交替使用，均用补法，留针10分钟，每日1次。②方药。西洋参10g，黄芪30g，白术10g，茯苓10g，焦三仙10g，山药10g，大枣3枚。3剂，水煎服，每日1剂。

二诊（2011年7月9日）：经治疗3次之后，患者食量略有恢复，但自觉身热之症尚存，盖因上述治法健脾益气之效较强，养阴清虚热之力

稍弱,见其舌质淡红,脉沉细,患者脾虚尚未根除,故仍采用补中益气治法,加养阴清虚热之品,穴位处方调整如下:①针刺。甲组:足三里、梁门;乙组:脾俞、膈俞。两组交替使用,皆采用补法,留针20分钟,每日1次。②方药。黄芪50g,白术15g,陈皮9g,升麻10g,柴胡10g,党参20g,当归15g,生姜6g,焦三仙各15g,青蒿15g,地骨皮15g,大枣3枚。5剂,每日1剂,水煎服。

三诊(2011年7月12日):患者自感经过上述治疗之后取得一定疗效,虽食欲尚不振,但饭量有所增加,不用强行进食,多梦心悸症状有一定改善,视物较前清晰,但精神仍欠佳,身热之症尚存,口干,舌质红,据症分析,经过上述补脾益气治疗后,脾气渐复,热证尚存,且体虚日久,本次主要改善其脾胃阴虚之症,宜选取苦寒之药,采取健胃并滋胃阴之法,改方剂如下:黄连6g,黄芩9g,党参30g,黄芪30g,五味子15g,麦冬15g,知母9g,佩兰10g,3剂,每日1剂,水煎服。

后患者复查,自感食欲好转,食量增加,心悸多梦之症明显改善,精神尚可。嘱以上述治法维持治疗。

按:本病脾主运化,为后天之本,脾气虚,推动运化无力,见纳呆,饮食不佳;脾虚,后天气血生化乏源,渐致正气虚弱,推动无力则大便不畅,水湿内停则患者多梦,舌边有齿痕、头身困重、脉沉无力皆为脾虚有湿之症。同时,脾阴不足,食无味,并自觉身热不扬。治宜健脾益气养阴,根据辨证,选取甲、乙两组针灸处方,重在补益脾气,脾气得健则湿症自除,足三里、三阴交、气海皆有补益脾气之功效,配合脾俞、膈俞增强其功效,二诊时因脾气虚证已有缓解,故减少针刺穴位,加上梁门消食导滞,以期增强患者食欲。配合中药加减,补益脾气,清热化湿,养阴清虚热,针药结合,辨证遣方用药准确,故三诊即见效。

例15 健脾益气养阴法治疗长期服用抗抑郁药所致之欲食不振

王某,女,47岁,于2012年9月18日初诊。饥不欲食7月余,便溏1个月。

初诊：患者性情抑郁多年，一直服用抗抑郁药治疗。7个月来自述饮食无味，食量小，伴乏力，失眠。偶有口苦、口干。近1个月来便溏，每日2~3次，呈稀水样。腹泻前腹痛，曾服中医及针刺治疗，尚未见效。查体：体形偏瘦，腹软无压痛，舌红少津，无苔，舌面略光，脉沉细。辨证为脾气阴两虚，患者因长期服用抗抑郁药损伤脾气，损耗脾阴。脾气阴不足，不能运化食物，故病人虽有饥饿感，但进食少，并伴有乏力、形瘦、便溏。治宜健脾益气养阴。方用：知母9g，生山药15g，麦冬15g，莲子10g，玉竹10g，山萸肉12g，天花粉12g，太子参15g，生山楂15g，谷芽15g。3剂，水煎服。

二诊（2012年9月25日）：服上方1周后，症情未见明显变化，饮食无味，食量少，乏力。性情抑郁，大便每日2~3次，双眼睑及双腿轻度肿胀。舌红少苔，脉细缓。病情未见明显变化，考虑健脾助运之力不足，故在原方的基础上加茯苓15g、白术15g。3剂，水煎服。

三诊（2012年9月28日）：服上方3剂后，便溏已消，但仍饮食欠佳，无腹胀，恶心，情绪尚可，乏力，近日失眠。查体：面色微黄，眼睑虚浮，舌质黯少津，苔少，脉弦细。用药后脾司健运之功渐复，但情绪抑郁有所反复，此时证为肝郁脾虚，心神被扰，故治宜疏肝健脾，安神定志。方药：黄芪20g，白术10g，茯苓10g，党参20g，远志10g，菖蒲10g，酸枣仁15g，山萸肉15g，夜交藤15g，焦三仙各15g，知母10g，水煎服，每日1剂。

四诊（2012年10月12日）：服上方8剂后，自觉睡眠可，饮食大大改善，喜食软饭、面条等。齿仍无力。查面色微黄，舌淡嫩，无苔，脉缓细。失眠及纳差明显改善，渐露肾虚之象，故治宜补肾固齿，益气健脾。方药：杜仲10g，续断10g，山萸肉20g，黄芪25g，太子参25g，白术10g，茯苓10g，焦三仙各15g，3剂，水煎服，每日1剂。

按：脾胃为后天之本，气血生化之源。该案为长期服用抗抑郁药，损伤脾胃，内伤脾健运之气，耗损脾阴，因而患者表现为饥不能食。气血乏源，肌肉、经脉失于气血津液的濡养，故见面色微黄，神疲乏力，腹胀便溏，形瘦虚浮，失眠多梦，舌脉也为脾气阴亏损之象。临床上很多需长期服用的药物(如抗抑郁药、降脂药等)都有明显的消化道副作用,如食欲减退、泄泻等,中医认为是药物之慢毒损伤脾胃正气,日久耗气伤阴,损伤后天之本,则殃及五脏六腑,致使病情更加复杂交错。故一些慢性病患者,若需长期服用药物,一方面应注意服药时间,建议多在进食后1小时服用,既可不影响药物在体内的吸收代谢,又最大程度地保护胃黏膜。如已影响脾胃运化功能,则可通过辨证论治,调理脾胃阴阳,改善脏腑功能。

例16 调大肠气机,活血止痛法治疗肠痈

薛某,女,78岁,于2012年10月23日初诊。右下腹阵发性疼痛一年余。

初诊:患者于1年前无明显诱因出现右下腹疼痛,呈阵发性,矢气后及推揉腹部后疼痛有所减轻,纳差,睡眠差,二便可。有"高血压"病史20余年。经B超检查未发现明显异常。查:精神可,右下腹部柔软,阑尾部有压痛。舌质淡红,舌中有裂纹,少苔,脉数。据症诊断为慢性肠痈,证属肠气不畅。治宜调理大肠气机,活血止痛。予针刺治疗:取穴阑尾、天枢,均双侧,刺天枢穴时,针尖斜向下,得气后接G6805型治疗仪,通电30分钟,每日1次。

二诊(2012年10月26日):经3次针刺治疗后,右下腹疼痛减轻。纳食一般,睡眠有所改善。查:舌淡红,舌中有薄黑苔,脉弦略数,BP:140/70mmHg,走路时头偏向右侧。针刺治疗:取穴双侧阑尾、腹部阑尾点、足三里。常规刺法,得气后接G6805型治疗仪,通电30分钟,每日1次。

三诊(2012年10月30日):经针刺治疗后,右下腹疼痛无变化,压痛轻微。纳食一般,睡眠可。舌淡红,苔薄黄,脉弦。治疗:①方药。败酱草15g,公英20g,冬瓜子30g,香附10g,郁金10g,附片6g。3剂,水煎服,日1剂。②针刺治疗,取穴同10月26日。

四诊(2012年11月2日):经服上药3剂及针刺治疗后,右下腹疼痛明显减轻,压痛已不明显。舌淡红,苔薄白,脉弦。继续针刺及中药治疗。

五诊（2012年11月8日）：经服上药及针刺治疗后,右下腹疼痛及压痛消失,饮食可,睡眠佳,二便调。舌质淡红,苔薄白,脉平。临床治愈。

按：肠痈是以发热、右少腹疼痛拘急,或触及包块为主要表现的疾病,可包括今之急慢性阑尾炎、阑尾周围脓肿等,是外科急腹症常见的一种疾病。本病的发生是与阑尾解剖特点、阑尾腔梗阻和细菌感染有关。临床以右下腹固定压痛,肌紧张,反跳痛为特征。

本病多由进食厚味、恣食生冷、暴饮暴食、饱食后急暴奔走、跌仆损伤等引起。《素问·厥论》曰："少阳厥逆,机关不利;机关不利者,腰不可以行,项不可以顾,发肠痈。"本病可发生于任何年龄,多见于青壮年,老年人和婴幼儿则较少见。本病病位在肠,与脾、胃有关。本案病由脾胃受损,胃肠传化功能不利,气机壅塞于肠而成痈。

本案例在针刺取穴上,主要选取通调手足阳明经气,调整阳明腑气,达到散瘀消肿,清热止痛之效的穴位。根据"合治内府"的原则,取胃经之合穴足三里以疏导足阳明经,阑尾为治疗阑尾炎之有效穴,且分布于胃经,可通泻肠腑之积热。取大肠之募穴天枢,以通调肠腑之气机。内服中药消痈止痛,清热解毒。两法合用,疗效较好。

例17 中药结合捏脊,治疗儿童肺脾肾俱虚型哮喘

刘某,男,13岁,2012年3月25日初诊。哮喘反复发作10年余。

初诊：患儿顺产,自小易患感冒,且常诱发喘息哮鸣,经中西医诊断为"哮喘",经反复治疗,均效果不佳。现症见：喘息急促,呼多吸少,气怯声低,咳声低弱,吐痰稀白,恶风畏寒,形瘦,肢冷,神疲,面色虚浮,手指蠕动,头面不自主晃动,食欲欠佳。夜间9点后手脚发凉,伴盗汗,睡间有鼾声,且大小深浅不一。查体：双肺呼吸音粗,无哮鸣音,心脏查体（﹣）。舌质淡红,边有齿痕,苔薄而润,脉沉细弱。

辨证：此为肺脾肾三脏俱虚之哮喘。患儿虽顺产,但婴幼儿期喂养差,故肾气不充,见神疲、肢冷。同时,后天脾胃未能及时充养,脾阳不振,脾虚运化失司,故形瘦不丰,又见面色虚浮。肺为水之上源,久病肺气虚弱,故纳气无力,呼多吸少,并吐稀白痰。现患儿喘证不明

显,缓则治其本,当补肺健脾益肾。因患儿怕痛,拒绝针刺,故采用纯中药治疗,配合家庭小儿捏脊疗法。并嘱家长,如哮喘急性发作,当立即入院治疗,平时注意培养小儿自理能力,注重饮食多样化,加强体育锻炼。

方药:百合 15g,银杏 8 粒,黄芪 20g,白术 8g,肉苁蓉 10g,陈皮 9g,升麻 9g,柴胡 9g,党参 20g,山萸肉 10g,山药 10g,焦三仙各 10g,生姜 6g,大枣 3 枚。3 剂,日 1 剂,水煎 400ml,早晚空腹温服。

二诊(2012 年 3 月 29 日):3 剂后,患儿饮食明显增多,仍见鼾声,盗汗,肢冷,手足多动,于原方去白术、焦三仙,加桂枝 8g、浮小麦 15g、麻黄根 10g、菖蒲 15g、远志 15g、茯神 20g、龙骨 20g,每剂自备核桃 3 颗,于煎药时去皮纳入。先予 3 剂,煎服法同前。

三诊(2012 年 4 月 2 日):服上方 3 剂后,患儿盗汗、肢冷已无,手足蠕动亦减轻,鼾声未变,喉间常闻及喘鸣音,于二诊方去参、芪、术、姜、枣,加半夏 8g、苏子 15g、肉桂 9g,予 3 剂,煎服法同前。

四诊(2012 年 4 月 5 日):多动症状已消,唯喘鸣犹存,于三诊方去菖、远、茯、麻、浮,改汤剂为丸剂,续服 30 剂而愈。

按:哮喘一证,其标在肺,其本在脾肾。患者初诊时病情稳定,哮喘之症状不明显,故缓则治其本,初诊先以补中益气汤加补肾纳气之品,意在"培土生金",并"金水相生",以健脾益肾为大法。以百合、银杏补肺阴,肉苁蓉温肾阳,山茱萸、山药益肾阴,降纳平喘未用蛤蚧、守宫等血肉有情之品,而用核桃肉、肉桂、半夏、苏子,原因在于患者为小儿,年不过二八,而血肉之品易引动相火,有揠苗助长之虞,现代药理学研究表明:补肾益精类动物药中激素含量丰富,不适用于发育前患者。此喘证已历十年,久病不宜急取,盖改汤为丸,取"丸者缓也"之意,以期缓图。静以生阴,动以生阳,患儿多动,实为阴不制阳,心神失敛,浮越于外,故以菖、远、茯、龙宁心定志,潜阳入阴。又配合捏脊,因背为诸阳之汇,按摩夹脊穴,振奋肺脾肾之阳气,促进脏腑功能的改善。

例18 体针、耳针结合,治疗痰湿蒙窍、气虚血瘀之眩晕

常某,女,54岁。2009年10月22日初诊。间断性头晕3年,加重5天。

初诊:患者3年内常因休息不好、劳累时出现头晕或加重,曾去某医院神经内科就诊,查血压示:170/110mmHg,以高血压之诊断给服降压药治疗,回家后间断服降压药(复方降压胶囊,每次1粒,每日3次)控制,控制不好时,行走不稳,全身乏力,以后逢劳累或休息不好时头晕出现或加重。5天前患者无明显诱因出现头晕,头重脚轻,腿软,心烦,寐少,纳差,大便略溏。查精神尚可,血压:140/80mmHg,余未见异常,舌质淡黯,苔黄腻,脉细滑。此由阴虚生风,虚风夹痰浊瘀血上蒙清窍,故发眩晕。治宜豁痰开窍,益气活血,通络。以针灸结合耳针疗法,配合西医降压药以稳定血压,治疗如下:①体针。穴取百会、风池、完骨、后溪、绝骨、丰隆、太溪、太冲。以上穴位均取双侧,绝骨、太溪用平补平泻手法,余穴均用泻法,中等刺激量,每15分钟行针一次,留针30分钟,每日一次。②耳针。穴取肾上腺、脑干、脾、胃。用王不留行籽贴压,中等刺激,每次只选用一侧耳穴,每3日更换一次。

二诊(2009年10月27日):察其精神可,头晕、头重脚轻较前稍有好转,腿软,心烦、寐少变化不明显,大便略溏。舌质淡黯,苔黄腻,脉细滑。治疗方案同前。针刺后嘱病人畅情志,适劳逸,继续监测血压,必要时复诊。

三诊(2009年11月3日):察其精神可,头晕、头重脚轻症状较前明显好转,腿软,心烦、睡眠较前改善,纳可,大便略溏。舌质淡黯,苔略黄腻,脉细滑。治疗方案同前,在原方基础上去完骨、绝骨,继续治疗。针刺后嘱病人畅情志,适劳逸,继续监测血压,必要时复诊。

四诊(2009年11月10日):察其精神可,头晕、头重脚轻、腿软、心烦症状消失,寐、纳正常,二便调。舌质淡红,苔薄白,脉平。此乃痰浊瘀血已祛,清窍得养。继续口服降压药。四诊而痊愈。

按:眩晕是以眼花、视物不清或视物旋转,和(或)视物旋转不能站立为主要表现的病症。男女患病率无明显差异,病位在清窍,由于风、

火、痰、瘀上扰清空或精亏血少,清窍失养而成。可由情志、饮食内伤、体虚久病、失血劳倦及外伤、手术等引起。本案病因是由于痰湿蒙窍,气虚血瘀上蒙清窍。因此,在针灸处方中根据近部取穴原则选用百会、风池、完骨以醒脑开窍,根据辨证取穴原则选丰隆、后溪、绝骨以化痰活血通络,选太溪、太冲滋阴息风、疏肝。配以耳穴肾上腺、脑干、脾、胃。二法共用,相得益彰,治疗经四诊而病愈。

第五章　师徒对话

徒弟：郭老，您好。我们知道，足太阳膀胱经在十二经脉中，其分布的路线最长，循行所过的部位有很多人体较大的肌肉，而且在背部第一侧线上还分布着与脏腑关系最为密切的背俞穴，所以有人说足太阳膀胱经是"十二经脉的核心"，您同意这样的观点吗？为什么？

郭老：在经络系统中，十二经脉是主体，又叫"十二正经"。十二正经均隶属于相应的六脏与六腑，而在六脏六腑中，心为君主之官，为其余五脏六腑之大主，可以说六脏六腑是以心为核心的。那么，就六脏六腑所分属的经脉而言，有人提出以经脉循行最长、循行范围最广、穴位最多的足太阳膀胱经作为"十二经脉的核心"。

首先，有人说膀胱经是"十二经脉的核心"，这种提法可以，具有一定的道理，但是这种观点还没有得到针灸界的公认，还需要一定的时间得到认可。

在 1977 年，孟昭威教授对 100 名经络敏感人用传统手法研究经络有关问题时，最重要的发现就是，背部膀胱经与其他十一条正经都相通，而且相通只有离心的感传。于是孟氏便提出了"膀胱经是十二经脉的核心"这一观点。

从穴位数目来说，自《内经》以来，膀胱经在十二经中是穴位最多的一条经，随着医学的发展，穴位不断发现，至今 362 个经穴中膀胱经就有 67 穴之多，占穴位总数的 21.6%，居十四经穴数之首。从古今穴位被发现的数目来看，可以说膀胱经为十二经脉的核心。

从循行路线来说，膀胱经在上布于头面项部，在中行于背腰躯干，在下抵达下肢足趾，特别是在背部有四条正经，加上其经别及络脉的布散，使人体整个背部为之所主,联络五脏六腑,五脏六腑的病症为之所主。因其主治疾病范围广,也可以说膀胱经是十二经的核心。

徒弟:五输穴是人体重要的特定穴,自《内经》以来,古代针灸医家在临床上经常应用,各自根据临床经验都有一定的认识与体会,相继做了阐发,现在我们临床循经远道取穴也经常使用,也常作为解释选穴道理的依据。请问您是如何理解井、荥、输、经、合的? 您在临床上是如何应用的?

郭老:十二经脉分布在肘、膝关节以下的 5 个特定腧穴,即"井、荥、输、经、合穴",叫"五输穴",简称"五输"。古人把经气在经脉中的运行比作自然界之水流,认为具有由小到大、由浅入深的特点。

一方面,远道取穴治疗疾病是根据"所行之经主治所属脏腑病症"的理论来说的,据长沙马王堆汉墓帛书中《足臂十一脉灸经》和《阴阳十一脉灸经》,它们所论述十一脉经气的走向大多是始于四肢的,延续至《灵枢经》,才把这一论述以"标本""根结"和"井、荥、输、经、合"的理论阐述得较为完整。另一方面,强调标本根结的重要性,《灵枢·卫气》说:"能知六经标本者,可以无惑 于天下。"根结理论始见于《灵枢·根结》,"标本"与"根结"都是论证四肢与头面躯干的密切联系。这两方面共同阐明了经气上下内外相应的原理,既着重于经络循行路线,又不为循行路线所局限,主要是突出四肢穴位对头身脏器的远道主治作用。

"井、荥、输、经、合"五输穴是古人根据自然界中的河流由小到大、由浅入深的特点,推理到人体经脉气血运行同样具有此特点。另外,五输穴还具有自身的五行属性,阴经相对应为"木、火、土、金、水",阳经对应为"金、水、木、火、土"。

按五行生克关系中选用的如"虚则补其母,实则泻其子"等理论,我在临床上用得不是很多。对于《难经·六十八难》中的"井主心下满,荥主身热,输主体重节痛,经主逆气而泄"的理论,除用井穴急救、荥穴泻热外,其他我也用得比较少。

徒弟:原穴是脏腑经络之气汇聚于体表的部位,与相应脏腑关系密切,主要治疗相应脏腑的病症;络穴是经脉分出络脉的部位,主要作用是联系互为表里的两条经脉,治疗上也以治疗表里两经的病症为主,请问您是如何理解的?

　　郭老:原穴与脏腑之原气有着密切的联系。《难经·六十六难》说:"三焦者,原气之别使也,主通行原气,历经于五脏六腑。"三焦为原气之别使,三焦之气源于肾间动气,输布全身,调和内外,宣导上下,关系着脏腑气化功能,而原穴正是其所流注的部位。《灵枢·九针十二原》指出:"凡此十二原者,主治五脏六腑之有疾者也。"因此,原穴主要用于治疗相关脏腑的疾病,也可协助诊断。

　　络穴是络脉从本经别出的部位,络穴除可治疗其络脉的病症外,由于十二络脉具有加强表里两经联系的作用,因此,络穴又可治疗表里两经的病症,正如《针经指南》所云:"络穴正在两经中间……若刺络穴,表里皆活。"络穴的作用主要是扩大了经脉的主治范围。

　　徒弟:十二经脉走行方向是,手三阴经从胸走手,手三阳经从手走头,足三阳经从头走足,足三阴经从足走(腹)胸,也就是说手三阴经和足三阳经是离心循行的,而手三阳经和足三阴经是向心循行的;而五输穴是十二经分布于肘膝关节以下的井、荥、输、经、合五类穴位,经气由小到大汇合至合穴,其运行方向均从四肢末端出发向上,手经走到肘关节,足经走到膝关节。请问您如何理解十二经脉的走行方向与五输穴经气运行的方向?

　　郭老:十二经脉的循行走向和交接规律是根据阴阳理论来阐述的,古人根据阴升阳降和阴阳内外表里的理论,总结出来十二经脉的循行规律。如同经脉是从穴位发展而来,十二经脉又是从各条经脉阴阳表里内外的相互关系推理出来的。如长沙马王堆汉墓帛书中《足臂十一脉灸经》和《阴阳十一脉灸经》,它们所论述的十一脉经气的走向大多是始于四肢的,而且只在体表,没入内脏。经过后人的理论发展才把体表与脏腑联系起来。

　　若把手三阳经和足三阴经循行于肘膝关节以下的经气运行方向,与五输穴经气运行方向比较,似乎还可以理解;但把手三阴经和足三阳经于肘膝关节以下的经气运行方向,与五输穴经气运行方向相比较,则显然是矛盾的。因为五输穴是古人根据自然界中河流由小到大、由浅入深的流行规律,阐发到人体经脉气血中来,推理出"井、荥、输、经、合"这五种腧穴,是独立于十二经脉的另一种理论阐述。

徒弟:背俞穴是脏腑之气转输于背部足太阳膀胱经的特定穴,募穴是脏腑之气汇聚于胸腹部的穴位。背俞穴和募穴均与相应脏腑关系密切,生理上可以反映相应脏腑的功能活动,病理上能够反映病候(疼痛、压痛,以及局部组织形态、颜色的改变),临床上用针灸方法刺激这两类穴位,常可取得较好疗效,请问您是如何应用的?

郭老:背俞穴首载于《灵枢·背腧》,再由《千金方》补充,所有背俞穴全部分布于背部足太阳膀胱经第一侧线上,按照脏腑所处位置的高低排列,并且根据脏腑的名称来命名。背俞穴是脏腑之气输注于背腰部的腧穴,《素问·长刺节论篇》说:"迫藏刺背,背俞也。"故在诊断上能够反映五脏六腑的病理变化,在治疗上对相应脏腑具有良好的调理作用,也能够治疗与相应脏腑有关的五体、五官疾患。临床上我的体会是,背俞穴对于久病患者疗效较好。

关于募穴,早在《内经》中就有记述,后世不断补充完善。募穴均分布于胸腹部,所处位置与相对应的脏腑上下位置大体一致,募穴是脏腑之气结聚于胸腹部的腧穴,《素问·阴阳应象大论篇》说"阳病治阴",故募穴对腑病有着特殊的治疗效果,同时根据募穴上的一些特殊表现,能够辅助诊断相应的脏腑病症。在对募穴的使用中,我多取中脘、天枢来治疗胃肠疾患,取期门、膻中治疗乳腺疾患。临床上可将背俞穴和募穴配合使用,称为"俞募配穴",往往能够达到事半功倍的效果,例如:中脘、胃俞、内关、足三里相配理气和胃,消胀除满效果很好。背俞穴和募穴的补泻,主要体现在针刺手法上,一般行针频率快、力量重为泻法;频率慢、力量轻为补法。在胸腰部针刺时,应浅刺且行针幅度不宜太大。

徒弟:下合穴是六腑之气下合于下肢足三阳经的腧穴。请问您是如何理解"下合"二字的? 临床上您是如何应用的?

郭老:下合穴是六腑之气输注出入的部位,其中胃下合足三里,大肠下合上巨虚,小肠下合下巨虚,膀胱下合委中穴,三焦下合委阳穴,胆腑下合阳陵泉。胃、膀胱、胆腑下合于本经的腧穴,而大肠、小肠、三焦则另有合穴,这是由于大肠、小肠皆承受从胃腑而来的水谷之气,属于胃,故其下合穴位于胃经。三焦和膀胱均有调节水液代谢的作用,故其下合穴位于膀胱经。在临床上,下合穴治疗六腑疾患,疗效显著,也能够辅助诊断六腑疾患。《灵枢·邪气脏腑病形》记载:"合治内府。"《素问·咳论篇》说:"治府者,治其合。"在临床上,我治疗胃病常取足三里配合手三里,大肠和肛肠疾患常选取上巨虚和下巨虚,腰部痹痛和腰椎扭伤常选用委中穴,胆腑疾患、胁肋部的胀满疼痛和膝关节的疼痛多选用阳陵泉穴。我认为,下合穴的选取应当灵活一些,阳性反应点显得更为重要,疗效也往往较好。

徒弟:八脉交会穴是奇经八脉与十二经脉相通的八个穴位,临床较为常用。请问您是如何理解"相通"二字的?临床上您是如何应用的?

郭老:八脉交会穴的内容首次记载于窦汉卿的《针经指南》,称为"交经八穴",之后才称为"八脉交会穴"。"相通"是指脉气的相通,并不是指十二经脉与八脉交会穴在分布路线上的直接相交。公孙为足太阴脾经的络穴,其络脉别走于胃经,通过胃经"入气街中"与冲脉相通;内关为手厥阴心包经的络穴,心包经从胸走手,在胸部与阴维脉相通;足临泣为足少阳胆经的输穴,其通过胆经"过季胁"与带脉相通;外关为手少阳三焦经的络穴,其通过三焦经循臑外上肩与阳维脉相通;申脉是足太阳膀胱经的腧穴,为阳跷脉所起之处,故与阳跷脉相通;照海是足少阴肾经穴,为阴跷脉所起之处,故与阴跷脉相通;后溪是手太阳小肠经的输穴,通过小肠经"绕肩胛,交肩上",在大椎穴与督脉相通;列缺为手太阴肺经的络穴,通过肺经"从肺系"与任脉相通。在临床上我很注重对八脉交会穴的使用,特别是八脉交会穴之间的相配,例如:对胃、心、胸的疾病,往往取公孙与内关相配,能够通调肺、胃气机;头侧部、颈部、肩部的不适,往往选取外关与足临泣相配进行治疗;颈肩、耳部不适,往往选取后溪与申脉相配进行治疗;列缺与照海的相配往往治疗喉咙、肺部、胸膈的疾患。八脉交会穴对调节经脉气血的虚实盈亏有着特别重要的作用。

徒弟：八会穴是脏腑气血筋脉骨髓汇聚的八个穴位。请问您对"汇聚"二字是如何理解的？临床上您是如何应用的？

郭老：八会穴首次记载于《难经·四十五难》："经言八会者，何也？然，腑会太仓，脏会季胁，筋会阳陵泉，髓会绝骨，血会膈俞，骨会大杼，脉会太渊，气会三焦外一筋直两乳内也。热病在内者，取其会之气穴。""汇聚"是指脏、腑、气、血、经、脉、骨、髓八者精气的汇聚。因五脏皆禀受于脾，故脏会脾经的募穴章门；六腑皆取禀于胃，故腑会胃经的募穴中脘；膻中内部为肺，肺主气，故气会心包经的募穴膻中；心主血，肝藏血，膈俞位于心俞和肝俞之间，故血会膀胱经的膈俞；阳陵泉位于膝下，膝为筋之腑，且肝胆相表里，肝主筋，故筋会胆经的合穴阳陵泉；肺朝百脉，寸口为脉之大会，且寸口为诊脉之处，故脉会肺经的输穴太渊；第一胸椎又称杼骨，诸骨自此擎架，连接头身肢体，且大杼穴位于第一胸椎棘突两旁，故骨会膀胱经的腧穴大杼；胆主骨所生病，骨生髓，故髓会胆经的腧穴绝骨。在临床中，八会穴可以治疗与其所关联的疾病，但并不是所有的八会穴都是这样。膈俞可治疗血病，膻中可治疗气病，中脘可治疗腑病，但阳陵泉、绝骨多用于治疗胸胁疼痛，大杼多用于治疗背部疼痛及肺部疾患，章门和太渊多用于治疗局部的疼痛与不适。

徒弟：请问郭老，郄穴是脏腑经脉气血深聚于体表的部位，临床多用于相应经脉脏腑急症的治疗，请问您是如何解释这种"深聚"的？临床上您是如何运用的？

郭老：这里的"深聚"，可从以下两个方面解释：①十二经脉及阴跷脉、阳跷脉、阴维脉、阳维脉各有一郄穴，一共十六郄穴，大多分布在四肢肘、膝关节附近，此处肌肉丰厚，气血运行旺盛。②郄穴就像水流一样，由小到大，由浅入深，十二经脉的郄穴大多位于五输穴的"经"穴和"合"穴之间，经"比作水流变大，经气正盛的部位，"合"比作河流入海，经气由此深入，合于脏腑。

在临床上，郄穴常用于治疗本经循行部位及所属脏腑的急性病证。阴经郄穴常用来治疗血证，阳经郄穴多用来治疗急性肿痛。我给大家举两个病例加以说明：

张某,男,50岁,2006年6月12日初诊。自述半年前无明显诱因出现阵发性耳痛。曾在当地医院诊为神经性耳痛,给予谷维素、维生素 B_1、甲钴胺、氨酚待因片等,服药后可暂时止痛,过1~2天后又发作。查体示:外耳道及鼓膜无明显异常,舌淡苔白,脉弦。诊为少阳经气闭阻。取手少阳经郄穴会宗,配以翳风、听会。用捻转泻法,针1次后,疼痛即明显缓解,又继续巩固治疗4次痛除。半年后随访未复发。

李某,女,28岁,患者平时月经28天一至,血色血量正常,无不适感。于2001年4月21日适逢月经来潮前1周暴怒,随之经期即来,每次行经时,少腹疼痛难忍、拒按,痛引腰背,经量多,色紫有块已有4年。诊断为痛经,肝气郁结型。经多方诊治,均效不显。面色晦黯,脉沉弦而数,舌质黯,苔微黄。取足太阴脾郄穴地机,配穴:太冲、血海、三阴交。泻太冲,平补平泻三阴交、地机、血海。上穴针后数分钟即疼痛减轻。又连针3次而愈。3个月后复诊,再未复发。

郄穴是气血汇聚、输注之处。我在临床中针刺郄穴,激发汇聚之经气,疏通经络、条达气机,使气血和顺;调理气血,调节脏腑功能,恢复阴阳平衡。郄穴不但能治疗脏腑急症,还常用于本经脉和相应部位的疾病,疗效满意。例如养老可以治疗眼部及前臂疾患。

徒弟:虚证、寒证的治疗,原则上是温寒补虚,这种病症是艾灸的适用范围,请问艾灸具有泻的作用吗?该如何操作?

郭老:艾灸不仅有补的作用,也具有泻的功能,这是因为艾灸可通利经络,然而经络不通应当包括虚、实两个方面,水渠干涸,谓之不通;水流滞涩,亦谓之不通,故给予虚者补,实者泻,寒者温,热者凉,皆有通经络之意。正如《医学真传》所云:"通之之法,各有不同,调气以和血,调血以和气,通也;下逆者使之上升,中结者使之旁达,亦通也;虚者助之使通,寒者温之使通,无非通之之法也,若必以下泄为通则妄也。"

早在《灵枢·背腧》中,就有艾灸补泻操作方法的论述:"气盛则泻之,虚则补之。以火补者,毋吹其火,须自灭也;以火泻者,疾吹其火,传其艾,须其火灭也。"然而,我在临床上不太使用此法,而以艾火的大小、施灸时间的长短以及灸距的大小来确定补泻,艾火大、施灸时间长、灸距小则为泻,反之则为补。

徒弟:针刺补泻手法是取得针灸疗效的关键,请问您在临床上,针对虚证、实证是如何运用针刺手法的?

郭老:虚证用补法,指能够使机体虚弱的状态恢复正常。例如中老年人单耳或双耳进行性听力下降伴耳鸣为主要表现,是因为人老体衰,肾气亏损,耳络瘀阻,多为虚证,治宜补肾宣通耳络为主,故取肾经、膀胱经配合局部腧穴:肾俞、太溪、翳风、听宫、听会,均使用捻转补法,针下得气后,缓慢进针,捻转角度小,力度轻,频率慢,时间短。针刺补法的特点是轻柔和缓,刺激力度小,可以使用"静""微""缓"三字概括。实证则采用针刺泻法,指能够使机体亢奋的状态恢复正常。例如对于急性腰扭伤的患者,以腰部活动后疼痛剧烈,翻身、屈伸、行走等活动受限为主要表现,患者闪挫后腰部筋脉受损,气机运行不畅,瘀血阻滞于腰部,多为实证,治疗应调和气血,舒筋通络,故取后溪、人中、委中,采用针刺泻法,后溪和人中用捻转泻法,针下得气,捻转角度大,用力重,频率快,操作时间长,委中采用提插泻法,针下得气,由深变浅,轻插重提,提插幅度大,频率快,时间长。针刺泻法的特点就是力重势猛,刺激量大,可以用"动""快""甚"三字总结。

徒弟:胃经为阳明经,阳明经阳气最盛,经脉的分布,一般阳经多分布于阳位(如手三阳经均分布于属阳的上肢外侧和头面部),而阴经却分布于属阴的阴位(如手三阴经、足三阴经分别分布于上肢的内侧、胸部和下肢的内侧、胸腹部),而足阳明胃经属阳,其循行路线却行于属阳的头面部、下肢外侧前廉,又循行于属阴的胸部(距离前正中线4寸)和腹部(距离前正中线2寸),这是为什么呢?

郭老:这个问题我在之前教学中也曾讲到过。其实古人也有很多理论上的矛盾问题解决不了。为什么古人要这样排列呢? 如果要胃经只走阳位的话,就把本经在胸腹部的穴位给失掉了,而恰好胸腹的这几个穴位又可以治疗胃的疾病,所以就把这几个穴位归入了胃经,既要根据实际情况,又要照顾到理论,所以就这么排列了。古人经络的发现主要是根据穴位逐渐增多而来的,比如说发现内关穴和郄门穴可以治疗心脏病,尺泽穴、孔最穴可以治疗肺病,就把这些穴位分别归于心经和肺经。

学习中医,现在跟过去不一样,明清时代的大多数人,古人怎么说他们都遵循古人的方法,甚至有些不是太正确的地方,也要替古人辩解,认为尊古很重要,但是作为现代人不能一味地去墨守古法,既要继承,又要发扬啊,要继承古人好的东西,也要敢于质疑、纠正古人的一些不合理的东西。中医之所以发展迟缓,就是因为没有人或者很少有人敢于怀疑或推翻古人的东西,有人认为经方很重要,我们必须去遵循伤寒论上的方子,我认为古人的经方固然有它的好处,在当时解决了很多问题,但是时代的环境条件、人体素质、劳作生息各方面都跟现代人差异很大,各方面已经发生了很大变化,你的头脑若还是处于两千年前的样子,肯定是不行的,所以我们现在的学生一定要敢于在古人的基础上创新。不根据现在的实际情况,而是一味地不加思考地沿用古人当时的东西,肯定是学不好中医的。古人的许多东西很好,但是也有不完善的地方。经络是古人根据功能相似的穴位连起来的,相表里关系是从生理功能上配合起来的,古人为了照顾到一些东西而违反一些规律,这些不要太拘泥于此理,脑筋一定要活,要换一种思维去思考问题。

徒弟: 乳腺增生病与乳痛症该如何鉴别?

郭老: 乳痛症的名称目前见解不一,有的将乳痛症列入乳腺增生病的范围内,有的认为乳痛症是一种临床症状的表现,无乳腺病理改变,不宜作单独命名存在。我认为,乳痛症并非无病理改变,只是乳腺小叶及其乳管轻度增生,病理变化较小而已,本病多发于中年妇女,以乳房疼痛或触按痛而无明显肿块为特征。

我认为乳痛症经前疼痛,乳房无肿块,而乳腺增生病也是经前疼痛,但乳房可触及肿块。也可以说乳痛症是乳腺增生病的早期表现。

徒弟: 乳腺增生病与致密性乳房临床表现有什么异同?

郭老: 致密乳房是一种变异性正常乳房,约占育龄妇女的 20%~30%。其发生原因目前尚不明了,可能与遗传因素有关。其临床特征表现为:①发生年龄较小,多见于 15~20 岁的青年女性。②乳房外形多呈杯状,以双侧乳房整体变硬常见,个别仅见一侧或某部分乳腺组织变硬,而其他部分乳腺组织松软、正常,变硬的乳腺组织无触痛、压痛,也无肿块可扪及。③伴有乳腺增生时,增生处早期可有触痛,但无肿块,随着乳腺组织的进一步增生,患者乳房常有胀痛感,且于月经来潮前,尤其在不良精神情绪刺激后乳痛更加明显,同时可触及边界欠清、范围较大的痛性肿块。

乳腺增生病,多数在乳房外上象限有一扁平肿块,扪之有豆粒大小韧硬结节,可有触痛,肿块边界欠清,与周围组织不粘连,乳房可有胀痛,每随喜怒而消长,常在月经前加重,月经后缓解。本病多见于 20~40 岁妇女。

徒弟:一般情况下,乳腺增生病患者之乳痛、乳块的发生与加重,多与月经周期有关,于月经前 7~10 天发生或加重,月经来潮后减轻或消失,这是什么原因,此现象与内分泌有关系吗?

郭老:乳腺增生病患者这种现象是与内分泌有着直接的关系。在月经的第 15~23 天是黄体形成至成熟的阶段,这一阶段,雌激素水平较高,较高的雌激素刺激乳腺细胞以及子宫内膜增长,对乳腺来说,可使乳腺腺管增殖,周围水肿,纤维结缔组织增生,这样就可见乳腺体积增大,出现轻度胀痛和轻压痛。在月经前 7~10 天,即黄体成熟以及萎缩的前期,雌激素水平上升或已开始下降,如这时雌激素水平仍维持在一个较高水平,或不下降,或虽有下降,但下降不多,较高水平的雌激素就会刺激乳腺细胞不断增长肥大,腺管分支增多,此时乳房变大发胀,触之有结节状,疼痛加重。当月经来潮后,雌、孕激素水平已降至一个较低水平,乳腺导管末端复原,因此疼痛减轻或消失。

徒弟:何为冲任失调?

郭老:冲任失调是指冲任二脉的功能失调而言。冲为血海,任主胞胎,二脉同起于胞宫,有调节月经,妊养胞胎的作用,同时,任脉之气布于膻中,冲脉之气上散于胸,二脉共司乳房之生长、发育、衰萎。冲任二脉附属于肝肾,冲任与肾脉相通,冲任之本在肾,凡肾之精气亏损,脾之运化呆滞,肝之阴血不足皆可导致冲任失调而发病。

徒弟：乳腺增生病与乳腺纤维瘤都表现为乳房的肿块，两者在临床上如何鉴别？

郭老：临床上，两者双侧皆可出现肿块，但乳腺纤维瘤也可单侧出现肿块，肿块在质地、触痛感、形态、X线表现上有明显差异。乳腺增生病的肿块硬度一般，有触痛感，大多为结节状、片块状，且边界弥漫，X线无异常；乳腺纤维瘤则硬度较大，活动度大，多为圆形或卵圆形，边界一般较清楚，X线可见圆形或卵圆形密度均匀的阴影，其周围可见有一圈环行的透明晕。

此外，二者的发病年龄也不同，乳腺增生病常见于30岁以上妇女，而乳腺纤维瘤，一般为18~25岁的青年女性较多发。乳腺增生病，肿块的出现、增大常常与月经周期存在一定关系，一般在经前乳腺出现或增大，而月经后消失或变小；乳腺纤维瘤则没有此表现。

徒弟：乳腺增生病与乳腺癌临床如何鉴别？

二者在肿块（质地、形态、生长速度、X线）、乳头溢液、淋巴结、与周围组织关系、与月经或情绪关系及病理检查上都有很大的不同。

乳腺增生病的肿块触痛明显，质地较软，形态表现为结节状、片块状，且边界弥漫，生长速度较慢，X线无特殊表现；乳癌则多为无痛性肿块，质地较硬，形态不规则，活动度差，生长速度比较快，X线见肿块影，细小钙化点，异常血管影。

乳腺增生病可出现淡黄色或淡乳白色溢液；乳癌则为血性溢液。

乳癌发病早期可见单发或多发腋窝淋巴结肿大，晚期见锁骨上或颈部淋巴结肿大；乳腺增生病没有此表现。

乳腺增生病一般与周围组织无粘连，与月经周期或情绪相关；乳癌与周围组织存在粘连，但与月经周期或情绪无明显相关性。

病理检查乳腺增生病的乳腺细胞多正常，只是数量的增多，而乳腺癌的乳腺细胞为癌变了的细胞。

徒弟：电针治疗乳腺增生病操作技术规范，且易于推广和应用，您认为用手法行针治疗好，还是用电针治疗好？为什么？您有什么样的体会？

郭老：针刺治疗乳腺增生病选用电针还是手法行针，得根据病人情况来选择。一般来说，针对实性病症和耐受性较大的患者，除取穴上选用偏于疏泄的穴位外，宜采用电针刺激，选用断续波或疏密波，或者二者交替使用，刺激量宜大，但以病人耐受为度，留针时间宜长，如此，病人症状往往改善较快；针对虚性病症或耐受性较低的患者，手法行针比较适合，取穴宜配合偏于补益的穴位，手法要轻，刺激量小，留针时间宜短，若刺激量过大，反而会导致患者身体不适。

选用电针治疗时，应在操作前告知病人加用电针后的一般感觉，给病人心里接受的准备，以免因突然刺激而惊吓到患者。再者，无论手法行针还是电针刺激，都应注重医者手下的针感，而且通过手下针感还可以判断患者体质之虚实，为进一步得气和手法操作做好铺垫。

徒弟：肿块较硬的乳腺增生病患者，除应用针刺（或电针）、辨证内服中药外，常用中药离子导入治疗，其药物有哪些？作用机制是什么？效果怎么样？您认为其治疗前途如何？

郭老：临床上肿块较硬的乳腺增生病，系由于乳腺纤维结缔组织增生所导致。单纯采用针刺治疗，有的见效快，有的效果却不明显，再者好多女性患者惧怕针刺造成的疼痛或针感。辨证内服汤药，或由于剂型的原因口感欠佳，或自行煎药方法不恰当，影响疗效，或煎出的药量过大，病人服药时会有心理负担，且患者自行煎药不方便，长时间服药对胃黏膜也会有刺激，少数有胃溃疡等慢性消化系统疾病的患者服中药后还会有过敏等水肿表现。所以考虑到疗效和方便性，针对肿块较硬的乳腺增生病，单纯针刺或中药内服，与结合离子导入相比，整体疗效颇逊。采用中药离子导入法，在导入机的作用下，直接将药物通过表皮渗入皮下肿块组织，往往收效快，且无疼痛，患者无心理负担。

离子导入常用药物为软坚散结的三棱、莪术、郁金、土贝母等，配合透皮药如米醋，共奏软坚散结之功。临床上用此办法治疗肿块较硬的乳癖，一般4~5次后，肿块就能明显变软、缩小。

另外，外用法治疗乳癖简便易行，患者易于接受，只是需要好好研发合适的剂型，比如贴膏，以方便患者使用和推广。其前景乐观，值得进一步研发。

徒弟：乳腺增生病如何辨证用药治疗？

郭老：乳腺增生病除了针灸治疗外，还要辨证用药。具体来说，肝郁气滞型可用逍遥散加减以疏肝理气；肝火旺型可用龙胆泻肝汤加减以清泻肝火；肿块较硬且病程长者，用海藻玉壶汤加减以软坚散结；气血两虚型选用八珍汤加减，配合软坚散结之品以攻补兼施；乳癖伴乳房发热者，在辨证选方的基础上加入连翘、二花、公英等清热药效果更佳；乳癖属肝木克土者宜选用疏肝理气之柴胡、白芍等，配合健脾和胃的白术、山药、炒三仙。

另外，临床中遇到其他乳腺疾病如溢乳等，可选用四君子汤补脾益气固摄，配合麦芽、芡实等收涩、回乳之品，其中麦芽可用到100g；乳癌术后或放疗后定要选用补益正气之品以扶正，切忌过用苦寒、耗散之品；乳痛明显者要加元胡、香附理气止痛。治疗乳腺增生病要辨证清楚，多数患者伴有其他症状，在临床用药中要兼顾到，从整体上调理机体，方不会顾此失彼。

徒弟：乳腺增生病以乳痛、乳腺肿块为基本特征，有的病人乳房还会发热，请问郭老，这是怎么回事？该如何辨证治疗？

郭老：乳房发热排除乳腺感染及炎性乳癌后，明确诊断为乳腺增生者不好判断具体是什么原因，但据多年临床经验感受，考虑肝郁气滞多些。单纯针刺，或辨证选用中药治疗，或服用西药效果都不理想，但是在辨证选药基础上配合使用二花、公英等清表热药，一般四五剂药后即能见效，发热能明显减轻，疼痛也可随之缓解。若中药能单独解决发热问题，即可不必针灸。公英、二花的用量一般在20~30g。乳房发热减轻后，即可按照一般乳癖辨证选药施针。清热药物的选用要避免过于苦寒，以免损伤脾胃而影响到食欲和消化功能，如龙胆泻肝汤过于苦寒，不可一味追求清泄肝火而损伤脾胃。任何病症的临床用药都要注意顾护脾胃，食纳好，正气才充足，才能对抗病邪。

徒弟：最难治愈的乳腺增生病有哪些特征？您有什么体会？为什么？

郭老：在多年乳腺病的治疗实践中，也遇到一些明确诊断为乳腺增生病,但用各种中西药和方法均未获效的病例。从这些病例触诊中,发现其乳房腺体均较硬,整个乳房表面如菠萝表面状凹凸不平,也有年龄40岁,但整个乳房呈类似致密样腺体者,此种病例较难治愈。还不能确定是乳房结构的改变或是治疗方法不当所致。此种病例总共遇见七八例,且均未获愈,故对其机制也不甚明确,有待与更多乳腺病专家商讨。

徒弟:请问郭老,您对于急性乳腺炎是如何辨证用药治疗的?

郭老:急性乳腺炎是越早治疗,效果越好,一般在2~3日内,如抓紧时间治疗,多能使肿块消退,免受化脓切开之苦。这个病是乳房疼痛、肿胀、发热,多为肝郁,热毒内侵所致。早期治疗,效果很快。我多用疏肝解郁、清热通络之法。对于未化脓者,一般服用的中药有:蒲公英50g,金银花20g,赤芍20g,青皮9g,丝瓜络15g,甘草6g。每日1剂,水煎服。若大便干结,加瓜蒌30~50g,当归15g;身有寒热者加连翘30g,牛蒡子10g,荆芥6g使邪从表解;疲乏无力者,加黄芪20g,党参20g以扶正祛邪;饮食欠佳者,加焦山楂20g,麦芽15g,神曲15g,以健脾消食;恶心呕吐者,加半夏9g,陈皮9g,也可以取仙人掌去皮刺或公英或芦荟,加白矾3g,捣成糊状,涂敷患处外盖纱布,用胶布固定,待干后换药,连涂2~3日。或者用毛巾折叠成6层,在50℃水中浸泡渗透后拧干,在其上洒少许食醋,以不滴出为度,乘热敷于肿块上,同时加一热水袋保温,每次30分钟,每天2~3次,有消肿止痛通乳的作用。除此之外,针刺也有一定效果,可选用天宗、肩井、尺泽、曲池,促使乳痈消散。

对于化脓者,必须切开引流,加用通乳络中药,成脓后切忌用外贴药。

徒弟:请问郭老,浆细胞性乳腺炎如何治疗?

郭老:这个病在临床并不常见,但很难治疗,病程一般较长、易于复发,病情复杂缠绵,我治疗了数十例,只有一例治愈,那是个咸阳本地人,治疗时间很长。这是一种以乳腺导管扩张、浆细胞浸润病变为基础的慢性非细菌性感染性化脓性乳腺疾病。中医叫做"粉刺性乳痈",一般在非哺乳期和非妊娠期发病,其特点是乳房整体变硬、肿胀,致破溃形成瘘管。单纯针刺对此病儿乎没有效果,必须结合中药及其他治疗手段。由于此病病情复杂缠绵,病程长,需要以清热解毒、软坚散结为治法,可以选用皂角刺、浙贝母、蒲公英、金银花、连翘等中药治疗。其中,皂角刺可以用到100g,对无名肿块效果很好。蒲公英为治疗此病的要药,清热消肿功效较强,不但有疏络通乳作用,而且无苦寒伤胃之弊。汪机称赞它为"散热毒,消肿块,散气滞,解金属毒之圣药"。金银花有清热解毒、透表通络之功,而无苦寒之性,与前两药相配,其力更雄。若大便干燥,可以加瓜蒌;若时间长、体质较弱,可以加点儿黄芪、党参等益气扶正之品。

徒弟:请问郭老,您在临床上是如何用问诊、触诊等方法区别乳腺增生肿块和乳腺癌肿块的?

郭老:二者的区别主要是痛与不痛、疼痛的部位。乳腺增生病的肿块疼痛明显,多为胀、刺痛,且多为双侧,好发于双乳外上象限。乳腺癌肿块一般不痛,多为单侧,且多发于右乳外上、左乳内上。二者的区别不考虑年龄,大城市多发。触诊:乳腺癌肿块要比乳腺增生肿块硬得多,乳腺癌肿块不管大小,即使1cm也非常坚硬。有人说乳腺增生肿块要比乳腺癌肿块活动度好,其实乳腺癌肿块在开始时也有一定的活动度,它可以突发,可能在短期内迅速增大。真正要区别,最准确的方法还是做活检,性质就能彻底明确了。

徒弟:郭老,许多育龄期患者在非哺乳期乳头自溢或经挤压后流出乳白色、淡黄色或血性等液体,请问如何通过乳头的不同溢液来诊断相关疾病?

郭老:乳白色溢液多为乳汁,多发于哺乳后半年到两年,也可以在40岁以后偶然发作,这是由于丘脑对脑垂体抑制减弱,垂体前叶功能紊乱,增加了催乳的分泌作用。中药多用一些回乳药,以四物汤加减:当归15g,白芍15g,川芎9g,生地10g,麦芽50g,山楂50g,芡实30g,牛膝10g。每日1剂,水煎服。

淡黄色溢液多为乳腺囊性增生病,也可能是乳腺导管乳头状瘤、浆细胞性乳腺炎、乳腺导管炎以及乳腺癌等,需要B超加以诊断。中药选用逍遥散加减治疗:当归10g,赤芍15g,柴胡10g,茯苓10g,白术10g,甘草 6g,香附 10g,延胡索 10g,刘寄奴 15g,山药 15g,牡蛎 15g。每日 1 剂,水煎服。也可以加用针刺治疗,甲组穴位:屋翳、合谷、期门、阳陵泉,均双侧;乙组穴位:天宗、肩井、肝俞、阳陵泉,均双侧。甲乙两组交替使用。

血性溢液多见于乳癌,也可见于乳腺导管乳头状瘤、乳腺囊性增生症,偶见巨纤维腺病、乳腺导管炎等病。临床以疏肝解郁、清热败毒为治法,药用:柴胡 10g,赤芍 15g,枳壳 10g,甘草 6g,香附 10g,蒲公英 15g,土贝母 9g,重楼 10g,山慈菇 10g,莪术 10g,白花蛇舌草 10g,生姜 9g。每日 1 剂,水煎服。也可用针刺治疗,甲组穴位:屋翳、合谷、期门(均双侧);乙组:天宗、肩井、肝俞(均双侧),两组穴位交替使用。

徒弟:为乳腺增生的患者看病时,需要注意哪些问题?

郭老:首先,接诊时态度要非常和蔼。其次要善言,说话时,或者回答问题的时候,要从患者的角度去考虑,这很重要。最后,一般乳腺增生的患者容易心情不好,爱发脾气,我们要注意这个问题,应当关心爱护。

徒弟:一般情况下,乳腺疾病都是按照疗程来治疗的,临床上,8~10天为 1 个疗程,请问郭老,这样制订疗程,与本病的发病规律有什么关系?在确定疗程的时候,还需要注意哪些问题?

郭老:这个问题非常重要,关系到治病的疗效。首先,作为医生来说,在病情诊断后,应根据病情来决定疗程。先看看这个病属于哪一种,就乳腺增生来说,也还分以下几种:乳痛症、乳腺增生、乳腺纤维瘤和乳腺腺病等。假如是乳痛症,一般 8~10 天为一个疗程,一或两个疗程基本上就可以达到比较满意的效果。假如是乳腺增生,而且增生块很大、很硬,疼痛的时间还长,这个疗程就需要长一些,要几个疗程,但是一个疗程完了以后,还必须休息 2~3 天,再进行第二个疗程,在治疗过程中,还要根据病人的具体情况来决定,比如说有些病人疼痛很严重,月经一来就疼痛,一直到月经结束才稍微减轻,这个时候疗程就需要长一些,可能得 2 或 3 个疗程。另外,比如病人得的是乳腺纤维瘤,这种情况下,一般不疼痛的时候,不一定就采取针灸治疗,假如块小,可以针灸治疗 1 个疗程。假如瘤块在 2cm 以上的话,针灸没什么效果,也就不考虑疗程了。还有,一个乳腺增生患者,不但有肿块,而且疼痛,乳房还发热,这种情况下,根据我个人的临床经验,单纯用针灸不行,配合西药治疗也不行,采取什么办法呢?可以不用针灸,单用药物治疗就可以。还有一种情况,病人乳房不是很痛,但是增生的块很硬,这种情况下,必须配合中药治疗,用软坚散结的药,单纯用针灸治效果很慢,疗效不会很理想。如果结块特别硬,现在来说就是乳腺腺病,这类病就考虑不要用针灸了,用药物导入疗法,往往效果特别好。所以说,疗程是根据病人的病情来决定的。

徒弟:在治疗乳腺增生病的过程中,应该注意哪些问题?

郭老:首先,要明确诊断,确定病人是乳腺增生病,排除乳腺癌。其次是辨证施治,我在临床过程中,将乳腺增生分为肝火、肝郁、肝肾阴虚、气血两虚四型。例如气血两虚型,我们选用的穴位,总体上虽然有胸组和背组两组,但本型病人乳房肿块、乳痛的时候,必然伴有少气无力,眼睑下垂,稍微活动就感觉疲劳,头昏眼花,失眠多梦,在针灸穴位上可以加肝俞、脾俞、足三里等,这样病就可能好得快一些。然后,选配穴位也很重要,虽然这些穴位你们在临床上都学过,也知道肝俞、乳根,但是准确程度还需要在临床上反复实践。最后,刚才在上面已经讲过了,是单纯的针灸治疗,还是要配合药物。基本方法就是诊断准确,配穴得当。

还有一个问题就是针刺角度,好比你在临床上,是平刺还是斜刺,学问很大。作为一个针灸医生,临床实践非常重要,还必须要有悟性,知其一不知其二,这样不行。再者,还需多看书、多交流,不要把自己封闭起来,要多关注现代医学的新进展。

徒弟:请问郭老,男性有可能患乳腺增生病么?它的发病有什么特点?在治疗上与女性患者有什么区别?

郭老:男性也可能患此症,在过去一般叫乳腺增生,现在的医学名字就叫男性乳房发育症,中医把它叫乳病。这个病任何年龄都可以发生,七十几岁的人也有,但还是十几岁的男性发病比较多。患者自己疼的时候才能发现,所以在临床上,他疼的时候才来治疗。其病症表现有两个方面:一是他乳腺的下面有个硬结,小的像扣子一样大,或者有一分硬币那么大,或者最大的时候有五分硬币那么大,有的呈圆形硬块,这就是中心性乳腺增生;二是男性的整个乳房像女性一样向外发育,这就是弥漫性乳腺增生。临床上一般中心性的比较好治,治疗方法和女性是一样的,但是男性的乳房发育多半是一侧,也有双侧的,比较少见。一侧发病者,就用患侧的穴位进行治疗,因为针灸总是有点疼的,能用一侧穴位治疗,就不必针健侧了。一般硬块小于1cm,1~2个疗程就可以了。弥漫性的就比较难治,恢复很不容易,也可以用针灸治或者用药治疗,但是很慢,有些病人的乳腺发育很大。上次我就看了这样一个病人,已经发病半年了,也用了些药,没效果,找我来看,我对此病的希望也不大,因为他远,我给开点药,结果治疗一段时间,3个月后,恢复得很好,正常了。男性乳腺发育症,比如说中心型,也可以用些外敷药,用些膏药也可以。

主要参考文献

［1］国家药典委员会.中华人民共和国药典 2010 年版［M］.北京:中国医药科技出版社,2010.

［2］周仲瑛.中医内科学［M］.北京:中国中医药出版社,2007.

［3］刘沛然.细辛与临床［M］.北京:人民卫生出版社,1994.

［4］李娟.细辛的临床应用及其毒性研究［J］.新疆中医药,2005.23（4）:44-45.

［5］张卫华.著名针灸学家郭诚杰教授临床经验精粹［M］.西安:西安交通大学出版社,2013.

［6］黄小龙,陈明.川乌、草乌和附子治疗痹证探讨［J］.中国中医基础医学杂志,2014,20（1）:113.

［7］高学敏.中药学［M］.北京:中国中医药出版社.

［8］熊曼琪.伤寒论［M］.北京:中国中医药出版社.

［9］卢传坚.当代名老中医养生宝鉴［M］.北京:人民卫生出版社.